RTÈRE POPLITÉE

ET

SES BRANCHES TERMINALES

ATIONS ANATOMIQUES ET MORPHOGÉNIE

PAR

Le Dr Louis DUBREUIL-CHAMBARDEL

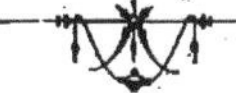

PARIS
VIGOT Frères, Éditeurs
23, Place de l'École de Médecine, 23

1905

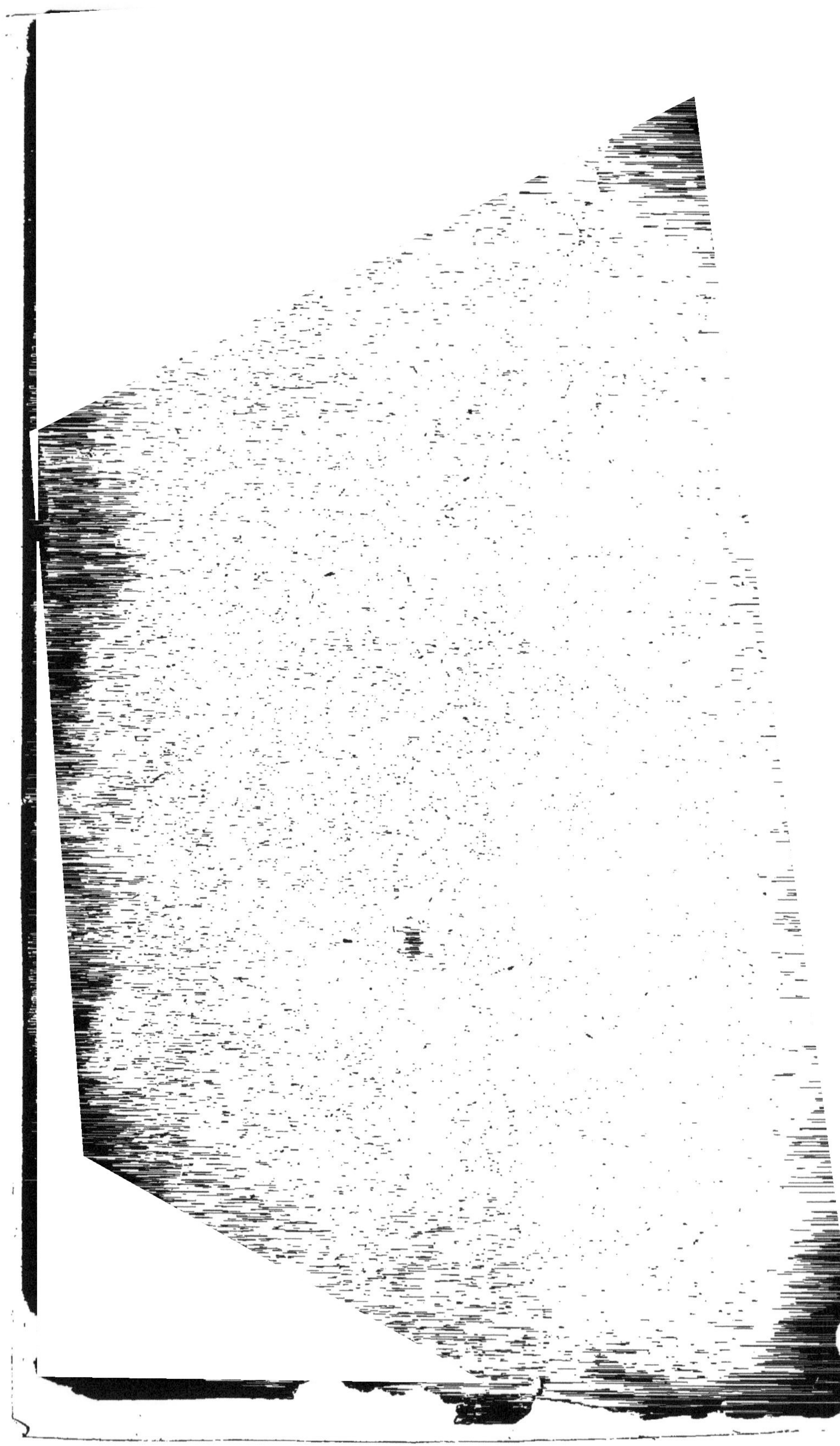

Hommage de l'auteur
au professeur J. Popowski
professeur d'anatomie à l'Université
de Tomsk
dont les travaux sont souvent
cités dans cet ouvrage

Dr. Dubreuil-Chambardel
26 rue des Saints-Pères
Paris

L'ARTÈRE POPLITÉE

ET

SES BRANCHES TERMINALES

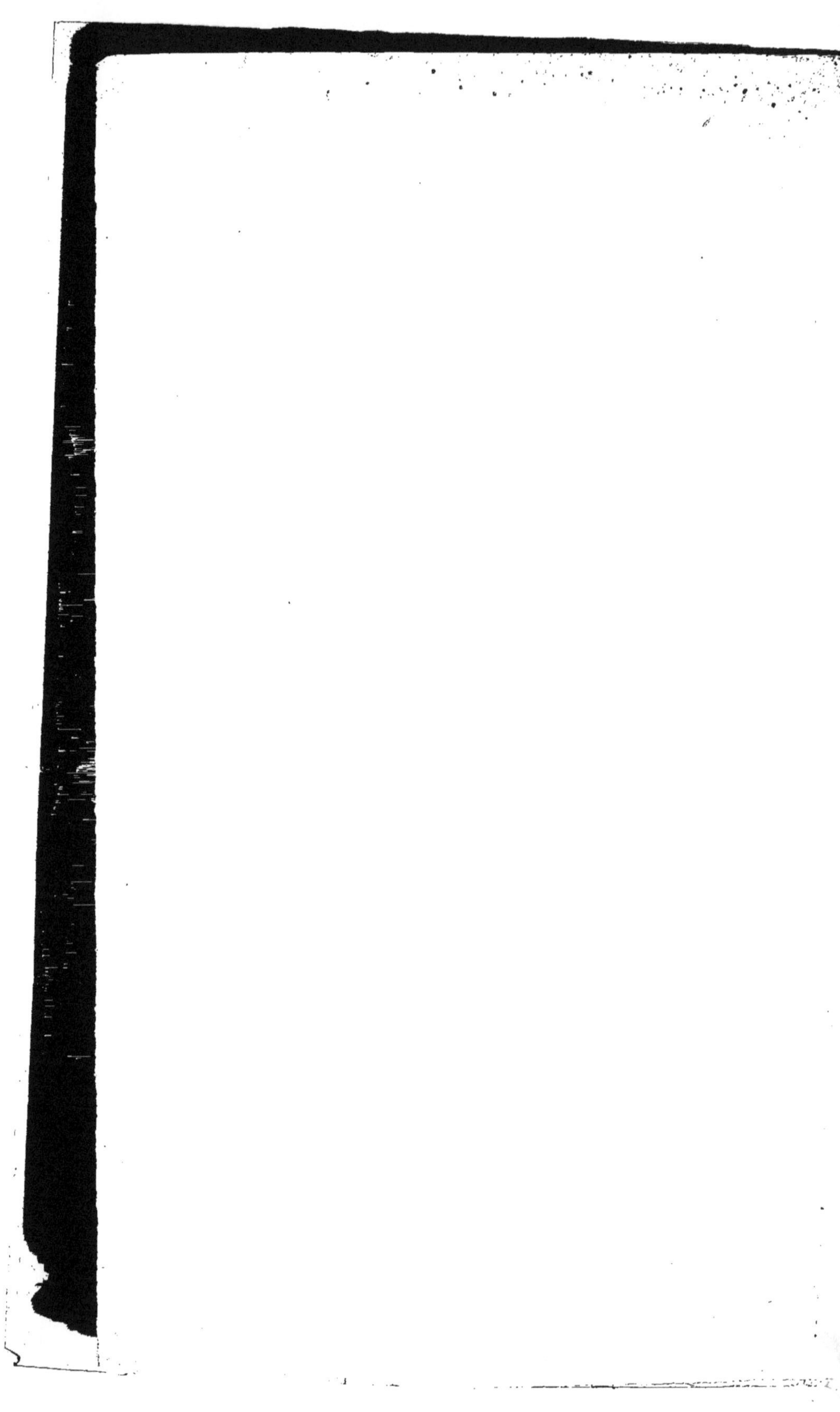

L'ARTÈRE POPLITÉE

ET

SES BRANCHES TERMINALES

VARIATIONS ANATOMIQUES ET MORPHOGÉNIE

PAR

Le Dr Louis **DUBREUIL-CHAMBARDEL**

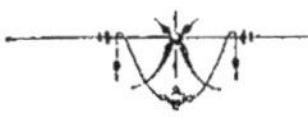

PARIS

VIGOT Frères, Éditeurs

23, Place de l'École de Médecine, 23

—

1905

A MON PÈRE

LE DOCTEUR EMILE DUBREUIL-CHAMBARDEL

Filial Hommage.

LOUIS DUBREUIL-CHAMBARDEL.

Paris, le 25 Janvier 1905.

M. le professeur Tillaux, président de l'Académie de Médedecine, avait accepté, en janvier 1904, de présider cette thèse. Une mort imprévue est venue enlever à la Science française un de ses représentants les plus illustres, et, à la Faculté de Médecine de Paris, un de ses maîtres les plus respectés.

C'est un devoir pour nous de rappeler, au début de ce travail, la mémoire de ce grand savant. Nous n'oublierons jamais avec quelle affabilité le professeur Tillaux nous a accueilli, lorsque nous allâmes lui présenter le plan de cette étude et l'intérêt qu'il daigna y porter en nous faisant part de ses idées personnelles, en nous communiquant les documents inédits qu'il avait en sa possession, en insistant, à plusieurs reprises, sur des points de détails et en nous fournissant les solutions aux difficultés qui se présentaient.

M. le professeur Raphaël Blanchard, professeur d'Histoire Naturelle Médicale, membre de l'Académie de Médecine, nous a fait le très grand honneur d'accueillir, avec bienveillance, le manuscrit de notre travail. Nous le prions de vouloir bien accepter l'expression de notre vive reconnaissance et de notre sincère gratitude.

M. le professeur A. Ledouble, professeur d'Anatomie à l'École de Médecine de Tours, nous a initié, dès le début de nos études médicales, à la connaissance de l'anatomie humaine. Lorsque, il y a trois ans, nous lui avons fait part du projet que nous avions de traiter, dans ses détails, cette question des variations artérielles de la jambe et du pied, il nous approuva complètement. Depuis, il a bien voulu nous aider, de la façon la plus utile, dans la composition de ce modeste essai, en nous indi-

quant constamment la ligne à suivre, en nous signalant les sources bibliographiques à consulter, en nous mettant en relations avec un certain nombre de savants français et étrangers, en nous faisant profiter de sa grande expérience et des matériaux considérables qu'il a amoncelés sur les variations anatomiques.

C'est en nous inspirant de la méthode et de la doctrine de M. le docteur Ledouble, que nous avons rédigé cette thèse. Nous avions comme modèles ces deux traités considérables, aujourd'hui classiques partout, des Variations des muscles *et des* Variations des os du crâne. *Ce sont les mêmes idées biologiques et les mêmes principes d'anthropologie que nous comptons défendre ici.*

INTRODUCTION

—

I

LES VARIATIONS ARTÉRIELLES

Il n'y a pas très longtemps que l'étude des variations artérielles a été entreprise de façon méthodique et avec des procédés scientifiques. Jusque dans ces derniers temps, on se plaisait à les classer, comme d'ailleurs toutes les autres variations anatomiques, parmi les *lusi naturæ* : on ne cherchait pas à en expliquer la genèse, ni à en établir la fréquence.

Le seul point de vue auquel se soient placés les anatomistes, jusqu'après le milieu du XIXe siècle, a été un point de vue chirurgical. Il fallait en effet être averti de la présence possible d'un vaisseau anormal au cours d'une opération ; dans les cas de ligatures d'artères ou d'anévrysmes, il fallait savoir par quelles voies collatérales pouvait être assurée la circulation du sang.

Ce sont donc des préoccupations de cet ordre qui ont inspiré les travaux de tous les anciens auteurs et, parmi ces travaux, il en est de remarquables et qui sont encore classiques aujourd'hui.

Scarpa, dès 1801, dans son traité sur l'*Anévrysme*, a étudié, avec une science parfaite, les anastomoses artérielles et la description qu'il a donnée, de certaines d'entre elles, est depuis adoptée universellement.

Lauth, à Strasbourg, en 1833, a publié le premier ouvrage complet sur les variations artérielles, sous le titre d'*Anomalies dans la distribution des artères de l'homme*, et il y a accumulé une foule de documents originaux qu'il est bon de consulter encore.

Puis, successivement, en 1844 et en 1847, paraissent en Angleterre et en France l'*Anatomy of the arteries* et les *Anomalies artérielles* de R. Quain et de J. M. Dubreuil, de Montpellier. Ce sont là des traités d'une importance capitale ; on y trouve pour la première fois une statistique indiquant la proportion des cas normaux et des cas anormaux et cette statistique sert de base à toutes celles qui ont été publiées depuis.

Theile de son côté, dans son manuel d'*Angéiologie*, colligeait toutes les observations publiées en Allemagne et les indiquait, à titre d'anomalies, après la description normale qu'il donnait de chaque rameau de l'arbre artériel. Entre temps, les atlas de Caldani, de Tiedemann, de Bourgery, de Bonami nous ont conservé les reproductions des faits les plus remarquables signalés à cette époque.

Mais, dans ces travaux et dans d'autres encore qu'il serait trop long d'énumérer, aucune explication n'est donnée de ces *anomalies*. On a décrit une disposition classique et *normale* des artères ; tout ce qui s'écarte de cette disposition est un jeu de la nature, une monstruosité.

Ce n'est que dans la période tout à fait contemporaine qu'on a cherché à expliquer les variations anatomiques aux lumières de l'embryologie et de l'anatomie comparée. D'une part l'étude de l'anatomie des animaux, entreprise avec une méthode parfaite pour toutes les espèces zoologiques, a démontré qu'il y avait souvent une analogie entre les organes de l'homme et ceux de l'animal.

D'autre part, à l'exemple de M. le professeur Ledouble qui, dès 1878, établissait à l'amphithéâtre de dissection de l'école de Tours un service de statistique pour les variations anatomiques, la plupart des facultés et écoles étrangères, en Italie, en Allemagne, en Angleterre, et plusieurs facultés françaises, ont organisé des services semblables pour rechercher toutes les dispositions, tant celles considérées comme normales, que les autres, que peuvent affecter les organes de l'homme, et ont pu établir la proportion exacte dans laquelle chacune d'elle se présente suivant les races et suivant les pays.

Enfin, dans les bulletins des sociétés savantes, des observations isolées ont été publiées en grand nombre et les musées d'anatomie ont recueilli les pièces les plus curieuses.

Ce n'est que lorsque tout ce travail préliminaire a été établi et que tous les éléments de cette vaste enquête ont été réunis qu'on a pu penser à composer avec utilité et d'après une base sérieuse des traités généraux des variations anatomiques.

Les variations musculaires ont été étudiées en France par Testut, de Lyon, et surtout par le professeur Ledouble, de Tours, qui, résumant les observations recueillies pendant un enseignement de vingt ans, faisait paraître, en 1897, les deux volumes de son *Traité des variations du système musculaire de l'homme* (1).

Les variations osseuses ont trouvé, dans la personne du professeur de l'école de Tours, un écrivain remarquable lorsqu'à paru en 1903 le

(1) A. Ledouble. *Traité des variations du système musculaire de l'homme et de leur signification au point de vue de l'anthropologie zoologique.* Paris, 1897, 2 vol. in-8. Schleicher.

Traité des variations des os du crâne (1) qui sera suivi prochainement du *Traité des variations des os de la face* et des *os du rachis*.

Mais si les observations des variations vasculaires ont été publiées en grand nombre, surtout en Italie et en France, aucun traité général n'a encore été composé. Cependant les travaux d'anatomie comparée de Theile, de Sperino, de Popowski, de Rojecki, de Chapman, etc., nous ont permis de bien connaître la disposition anatomique du système artériel des animaux et plus particulièrement des singes. Et d'autre part un certain nombre d'auteurs ont fait des recherches considérables sur les artères de l'homme, nous citerons surtout Salvi et Romiti en Italie ; en France, Farabeuf, Ancel et surtout M. le professeur Poirier dont le traité d'angéiologie est tout rempli d'idées neuves, de descriptions originales, d'observations personnelles.

Nous avons pensé qu'il était opportun de faire, pour les artères, ce qui a été fait pour les muscles et les os, c'est-à-dire de coordonner tous les faits épars dans la littérature anatomique, de les rapprocher et de les comparer aux dispositions artérielles des animaux.

Mais nous n'avons voulu prendre qu'un des rameaux de l'arbre artériel. Il aurait été au-dessus de nos forces, et nous n'aurions eu pour le faire aucune compétence, d'essayer de composer un traité général de tous les vaisseaux.

Nous avons choisi l'*artère poplitée et ses branches terminales*, c'est-à-dire le réseau artériel de la jambe et du pied.

Il nous a paru, en effet, que l'artère poplitée et ses branches terminales formaient un tout bien complet, un territoire bien délimité pouvant être étudié séparément des autres artères.

La fixité d'origine de l'artère poplitée a permis depuis longtemps de donner de ce vaisseau une description qui peut passer pour définitive. D'autre part, le peu de rapports qu'il a avec les autres artères de la cuisse permettent d'en faire une étude indépendante de ces dernières.

La chose n'aurait pas été possible pour les artères du dos du pied, dont les variations d'origine sont si fréquentes et qui ont des rapports si étroits avec les artères postérieures de la jambe et le système plantaire. Ni pour les artères de la face antérieure de la jambe qui ont des connexions si complexes avec celles des parties voisines.

Le système de l'artère poplitée me semble donc pouvoir faire le sujet d'une monographie spéciale.

C'est cette monographie que nous allons tenter de faire dans cette thèse, ajoutant aux documents publiés par les auteurs qui nous

(1) A. Ledouble. *Traité des variations des os du crâne de l'homme et de leur signification au point de vue de l'anthropologie zoologique*. Paris, 1903, 1 vol. in-8. Vigot.

ont précédés, les observations personnelles très nombreuses que nous avons recueillies, depuis trois ans que notre attention a été attirée sur ces importantes questions de morphogénie.

II

MATÉRIAUX ET MÉTHODE DE TRAVAIL

Nos premières recherches anatomiques relatives au sujet traité dans cette thèse, remontent au mois de décembre 1901. Depuis cette époque, nous avons disséqué à l'amphithéâtre de l'École de Médecine de Tours, un grand nombre de cadavres. Nos observations ont porté sur un total de 143 dissections. Par suite de l'état plus ou moins parfait de conservation des sujets, nos investigations n'ont pas pu porter également sur toutes les artères.

Nous ajouterons une quarantaine d'observations prises par nos amis, sur nos indications et sur un plan uniforme, soit à l'Ecole de Médecine de Poitiers, soit à l'amphithéâtre de Clamart, soit à l'amphithéâtre de la Faculté de Lyon. Cela fait donc un total de 183 dissections.

Nous avons	153	observations de l'artère	poplitée.
—	165	—	tibiale antérieure.
—	103	—	tibiale postérieure.
—	165	—	dorsale du pied.
—	92	observations des artères plantaires.	

A plusieurs reprises nous avons publié dans la *Gazette Médicale du Centre*, qui paraît à Tours, les résultats de nos travaux. Au mois de juin 1903, nous y avons inséré une note sur l'*artère dorsale du pied* (1), et, en février 1904, une seconde note sur l'*artère poplitée et ses variations anatomiques* (2).

Nous avons eu constamment sous les yeux les monographies spéciales, publiées tant en France qu'à l'étranger, sur le sujet qui nous occupe, et parmi elles, l'ouvrage de Hyrtl, sur la disposition normale

(1) Louis Dubreuil-Chambardel. *L'artère dorsale du pied.* Tirage à part de la *Gazette Médicale du Centre*, 1 broch., Tours, 1903, imprimerie Tourangelle.

(2) Louis Dubreuil-Chambardel. *L'artère poplitée et ses variations anatomiques*. Tirage à part de la *Gazette Médicale du Centre*, 1 broch., Tours, 1904, imprimerie Tourangelle.

et les anomalies des artères de la jambe et du pied, paru à Vienne en 1864 ; l'étude de Kölliker sur l'artère poplitée ; la thèse de Toussaint et les mémoires de Meyer et de Salvi sur les artères du dos du pied ; les écrits de Salvi et de Popowski, sur le système artériel de la jambe, etc. La plupart de ces monographies renferment des statistiques importantes que nous avons pu comparer aux nôtres. Nous ajouterons encore les résultats des enquêtes anatomiques entreprises dans les différentes facultés, principalement dans les salles de dissection de Nancy, Strasbourg, Catane, etc.

De plus, nous avons trouvé des documents très précieux dans plusieurs des musées de nos facultés et écoles, particulièrement à Clamart, à Tours, à Lyon, à Poitiers. Nous avons groupé, dans une série particulière, les résultats obtenus de cette façon.

De cet ensemble de sources auxquelles il faut ajouter les traités généraux que nous avons signalés dans le chapitre précédent, nous avons pu dégager une statistique générale, établie sur des faits assez nombreux, pour donner aux conclusions que nous en avons tirées, une réelle valeur scientifique.

Car, ainsi que l'a très bien fait remarquer M. le professeur Ledouble, dans son *Traité des variations des os du crâne* (1), en anatomie, « des centaines de faits sont nécessaires pour obtenir des moyennes à peu près fixes et ce nombre doit être d'autant plus grand que la malformation est plus rare. En anthropologie, la réalité ne répond pas à la théorie des probabilités. »

Pour ce qui est de la partie *anatomie comparée*, il nous a été donné de disséquer un certain nombre de singes appartenant aux espèces : Macacus cynomologus, Hapale rosalia, Ateles ater, Rhesus nemestrinus. Ces observations nous ont permis de vérifier les conclusions contenues dans les ouvrages de Rojecki et de Popowski qui sont les meilleurs travaux sur la matière.

Quelques dissections d'autres mammifères, surtout du Canis familiaris, du Félis catus, de l'Equus cabalus, de l'Ovis aries, etc., ont complété nos matériaux pour cette thèse.

*
* *

Nous insisterons surtout, dans le cours de cette étude, sur la morphogénie et les variations anatomiques des gros troncs artériels de la jambe et du pied. Pour ce qui est des petites branches collatérales et des fins rameaux terminaux, nous n'avons pas cru devoir entrer dans tout le détail des modifications si fréquentes qu'ils présentent.

(1) A. Ledouble. *Op. cit.*, p. 151.

Au pied, notamment, où le réseau artériel est en voie d'évolution, ces modifications de trajet, de division, de volume, sont extrêmement nombreuses et il n'est pas encore possible, dans l'état actuel de nos connaissances, d'en fixer le type définitif. D'ailleurs, la description de ces petits vaisseaux n'a qu'un intérêt secondaire. Nous ne donnerons ici les variations anatomiques que de ceux qui ont quelque importance en anatomie comparée ou qui peuvent, accidentellement, établir, par leurs anastomoses, des voies de circulation entre des artères de régions voisines.

*
* *

Nous avons ajouté au texte quelques figures schématiques reproduisant les principales variations artérielles que nous allons décrire. Ces figures sont dessinées d'après les dissections que nous avons faites à l'amphithéâtre d'anatomie de l'école de Tours. Ce fut une de nos règles, dont nous ne nous sommes jamais départi, de tracer méthodiquement, sur des fiches spéciales, le schéma de chacune de nos dissections ; et c'est d'après ce dossier, constitué de la sorte, que nous avons entrepris la rédaction de cette thèse.

Nous remercions ici notre ami R. Ghys, externe des hôpitaux de Paris, de l'aide précieux qu'il nous a prêté, en dessinant la majeure partie des figures de notre travail.

III

BIBLIOGRAPHIE

Nous indiquerons, au cours de chacun des chapitres de ce travail, la bibliographie spéciale de chaque question que nous traiterons. Nous réunissons ici la liste des traités généraux d'anatomie, dans lesquels on trouve des idées originales et que nous avons pu consulter.

1° Traités généraux d'anatomie humaine.

a) *Auteurs français.*

Blandin. — *Nouveaux éléments d'anatomie descriptive.* Paris, 1838.

Bonamy et **Beau.** — *Atlas*, t. II. Masson, Paris, 1844. *Angéiologie.*

Beaunis et **Bouchard.** — *Nouveaux éléments d'anatomie descriptive.* Paris, 1882.

Bourgery et **Jacob.** — *Anatomie descriptive.* Paris, 1885.
Cloquet Hip. — *Traité d'anatomie descriptive*, t. II, 2e édition. Paris, 1822.
Cloquet J. — *Manuel d'anatomie descriptive.* Paris, 1825. — *Atlas*, 1831.
Cruveilher J. — *Traité d'anatomie descriptive*, 5e édition. Paris, 1874.
Debierre. — *Traité élémentaire d'anatomie de l'homme.* Paris, 1890.
Dechambre. — *Dictionnaire des Sciences Médicales.* (L'angéiologie des artères de la jambe et du pied est faite par Testut.)
Fort J.-A. — *Anatomie descriptive et Dissection*, 6e édition. Paris, 1903.
Poirier et **Charpy.** — *Traité d'anatomie humaine*, t. II, fasc. 2. *Angéiologie*, par P. Poirier. Paris, 1896.
Sappey. — *Traité d'anatomie descriptive.* Paris, 1867.
Testut. — *Traité d'anatomie humaine*, t. II, 5e édition. Paris, 1904.

b) *Auteurs étrangers.*

Bocke. — *Hand-Atlas d. anat. d. Menschen.* Wien, 1884.
Caldani. — *Icones anatomicœ.* Venise, 1801-1808.
— *Nuovi elementi di anatomia.* Bologne, 1827.
Gegenbaur. — *Traité d'anatomie humaine*, traduction française de Ch. Julin. 1889.
Gorgone. — *Corso completo di anatomia descrittiva.* Palerme, 1841.
Haller. — *Icones anatomicæ.* Gœttingue, 1753-1759.
Heitzmann. — *Die descriptive und topographische anatomie des Menschen.* Wien, 1884.
Henle. — *Handbuch der gefaslehre des Menschen.* 1868.
Hyrtl. — *Lehrbuch der anatomie des Menschen.* Wien, 1889.
Kraüse. — *Specielle und macroscopische anatomie.* Hanovre, 1879.
Luschka. — *Die anatomie der gleider des Menschen.* Tubingen, 1865.
Meckel. — *Manuel d'anatomie générale et descriptive*, traduction Jourdan et Breschet. Paris, 1825.
Quain. — *Eléments of anatomy*, vol. II. London, 1892.
Rauber. — *Lehrbuch der anatomie des Menschen.* Leipzig, 1892.
Romiti. — *Trattato di anatomia dell' uomo.*
Sœmmering. — *De corporis humani fabrica.* 1800.
Theile. — *Traité de myologie et d'angéiologie*, traduction Jourdan. Paris, 1843.
Toldt. — *Anatomisches Atlas.* Wien und Leipzig, 1898.

2° Travaux spéciaux sur le système artériel.

Barclay. — *A description of the arteries of the human body.* Edimbourg, 1818.
Bizot. — *Recherches sur le cœur et le système artériel.* Paris, 1836.
Dubreuil. — *Des anomalies artérielles*, avec un *Atlas.* Paris, 1847.
Froriep. — *Icones arteriarum.* Weimar, 1850.

Hyrtl. — *Uber normale und abnorme Verhältnisse des Schlagader des Unterschenkels.* Wien, 1864.

Lauth. — *Anomalies dans la distribution des artères de l'homme.* In : *Mémoires de la Société d'Histoire naturelle de Strasbourg.* 1833.

Macalister. — *Morphologie du système artériel chez l'homme.* In : *Journal of anatomy.* 1866.

Murray. — *Descriptio arteriarum corporis humani tabulis redacta.* Upsal, 1783-1798.

Quain. — *Anatomy and operative surgery of the arteries of the human body.* Londres, 1844.

Scarpa. — *Réflexions et observations anatomo-chirurgicales sur l'anévrysme,* traduction Delpech. Paris, 1809.

Tichomiroff. — *Les variations des artères et des veines du corps humain.* Kiev, 1903.

Tiedemann. — *Tabulæ arteriarum corporis humanis.* Carlshure, 1822-1824.

Zoja. — In : *Diz. delle. sc. Mediche.* Article *Arterie.* Milan, 1871.

3° Traités d'anatomie comparée.

Barkow H. — *Comparative Morphologie.* Breslau, 1862-1866.

Barkow I.-C. — *Disquisitiones circa originem et decursum arteriarum mammalium.* Lipsiæ, 1829.

Chapman. — *On the structure of the gorilla.* 1878.

Chauveau et **Arloing.** — *Traité d'anatomie comparée des animaux domestiques.* Paris, 1890.

Eisler. — *Das Gefäss. und peripherische Nervensystem des gorilla.* Halle, 1890.

Deniker. — Thèse de Paris, 1886. *Recherches anatomiques et embryologiques sur les singes anthropoïdes.*

Ellenherger und Baum. — *Anatomie des Hundes,* 1891. Traduction française de Deniker. — *Anatomie descriptive et topographique du chien.* Paris, 1894.

Franck. — *Anatomie der Hausthiere.* 1882.

Ficalbi.— *Contribuzioni alla conascenza della angeiologia delle sciemmie.* In : *Atti delle R. accad. dei Fisiocritici.* Sienne, 1890.

Gratiolet et **Alix.** — *Recherches sur l'anatomie du Troglodytes Aubouyi.* In : *Nouvelles archives du Museum d'histoire naturelle.* 1866.

Humphry. — *On some pornts in the anatomy of the chimpanzee.* Journal of anatomy and phy. 1867.

Hyrtl. — *Das arterielle gefassystem der Monotremen.* 1853.

Kraüse. — *Anatomie des Kaninchens.* Leipzig, 1884.

Popowski. — *Le système artériel chez les singes en comparaison avec celui de l'homme.* Tomsk, 1894.

Popowski. — *Das arteriensystem des unteren Extremitäten bei den Primaten.* In : *Anatomischer Anzeiger Centralblatt.* 1894.

Rojecki. — *Sur la circulation artérielle chez le macacus cynomolgus et le macacus sinicus.* In : *Journal de l'anatomie et de la physiologie*, 1889, fasc. 4 et 5.

Strauss. — *Anatomie descriptive et comparative du chat.* Paris, 1845.

Sperino. — *L'Anatomia del chimpanze.*

Theile. — *Ueber das arteriensystem von simia Innus.* In : *Mülers Archiv.*, 1842.

Tandeler. — *Vergleichen den anat. d. Koplarterien bei den mammalia Denkschriften d. akad d. wissenchaften.* Wien, 1899.

Vrolick W. — *Recherches d'anatomie comparée sur le chimpanzé.* Amsterdam, 1841.

Zuckerkandl. — *Zur anatomie und Entwicklungsgenchichte der arterien des Varderarmes.* Meckels und Bonnet. Anat. Heften, 1894.

L'ARTÈRE POPLITÉE

L'artère fémorale, arrivée au tiers inférieur de la cuisse, passe sous l'anneau du troisième adducteur et se place dans l'espace poplité, où elle prend le nom d'artère poplitée. En anatomie descriptive, pour être plus exact, nous dirons que l'artère poplitée commence à l'endroit précis où l'artère fémorale, passant sous l'anneau du troisième adducteur, franchit la branche de bifurcation interne de la ligne âpre du fémur. On sait en effet que le passage des vaisseaux fémoraux laisse toujours une empreinte sur la branche de bifurcation de la ligne âpre. Cette branche, bien marquée à son origine, ne tarde pas à s'effacer complètement, pour reparaître très nettement un peu plus loin. Assez souvent même, le passage de l'artère fémorale sur l'os est indiqué par la présence d'une véritable gouttière. C'est ce point de repère, toujours constant et fixe, que nous proposons de prendre pour la description et la mensuration des vaisseaux du membre inférieur.

L'artère poplitée traverse le losange poplité et se divise en ses branches terminales au quart supérieur de la jambe, au niveau de l'anneau du soléaire. Sa longueur moyenne, basée sur 132 observations de sujets adultes, varie de 16 à 18 centimètres chez l'homme et de 15 à 17 centimètres chez la femme. Les chiffres donnés par les différents anatomistes varient peu : Sappey (1) indique une longueur de 15 à 18 centimètres ; Cruveilher (2), 19 centimètres ; Tillaux (3), 15 à 16 centimètres.

Nous étudierons successivement : 1° les variations d'origine de l'artère poplitée ; 2° les variations de son trajet ; 3° les variations relatives à son mode de terminaison ; 4° les variations de ses branches collatérales.

(1) Sappey. *Op. cit.*

(2) Cruveilher. *Op. cit.* — Poirier reproduit le chiffre de Cruveilher.

(3) Tillaux. *Traité d'anatomie topographique*. 10e édition, 1900, p. 1048.

I

VARIATIONS D'ORIGINE DE L'ARTÈRE POPLITÉE

Les variations d'origine de l'artère poplitée sont extrêmement rares. contrairement à l'affirmation de M. le professeur Poirier (1). Elles peuvent être de deux espèces.

1. **L'artère poplitée est la continuation directe de l'artère ischiatique.** — Plusieurs auteurs ont cité des faits, d'après lesquels l'artère fémorale très grêle s'épuiserait, après un court trajet, dans les muscles de la région antérieure de la cuisse. Elle serait suppléée alors par l'artère ischiatique, anormalement développée, qui fournirait les vaisseaux de la partie postérieure de la cuisse et se continuerait directement par l'artère poplitée.

Les cas de ce genre sont très peu nombreux, et malgré les recherches étendues auxquell s nous nous sommes livré, nous n'avons pu relever que les suivants :

La première observation bien nettement décrite est celle de Caillard (2), dans une thèse de Paris, 1833. Cette observation est longuement décrite et figurée par J.-M. Dubreuil (3).

Theile (4) rapporte un fait semblable d'après Froriep (5).

Sappey (6) en signale deux autres, dont l'un lui est personnel.

Chrétien (7). en 1880, a retrouvé une disposition semblable.

Salvi (8) cite des observations de Krause et Romiti (9).

(1) POIRIER. *Op. cit.*

(2) CAILLARD. *Propositions de médecine et de chirurgie*, thèse de Paris. 1833, n° 307, p. 18.

(3) J.-M. DUBREUIL. *Op. cit.*, p. 346 et 393.

(4) THEILE. *Traité d'angéiologie*, Paris 1843, p. 553.

(5) FRORIEP. *Notizen*, t. XXXIV, p. 15.

(6) SAPPEY. *Op. cit.*

(7) CHRÉTIEN. In : *Revue Médicale de l'Est*, 1880, p. 431. — *Anomalie double de l'artère fémorale.*

(8) SALVI. « *Arteriæ superficiales* » e « *arteriæ comitantes* » *della extremità inferiore*. In : *Monitore zoologico italiano*, 1899, nos 2 et 3, Firenze, 1899.

(9) ROMITI. *Trattato di anatomia dell'uomo*, P. IV, p. 915. — Voir aussi LACHI. *Osservazioni anatomische*. II, *Una varietà dell'a. ischiatica*, Camerino, 1885.

Sans présenter un développement aussi marqué, l'artère ischiatique peut fournir des rameaux qui descendent jusqu'à la partie inférieure de la cuisse et s'anastomosent avec une des premières branches collatérales de l'artère poplitée (1). Une observation typique de cette variation est celle que Hyrtl (2) a reproduite dans son atlas ; le rameau provenant de l'artère ischiatique s'anastomosait avec une des artères jumelles.

Nous n'avons pas à insister ici sur l'intérêt que présentent en anatomie comparée de telles dispositions. On sait en effet que chez certaines espèces animales, chez les oiseaux, les cheiroptères (3) etc., c'est l'artère ischiatique qui est le vaisseau principal du membre inférieur et remplit le rôle de l'artère fémorale chez l'homme.

II. **L'artère poplitée provient de l'artère fémorale profonde.** — Dans des cas où l'artère fémorale superficielle était diminuée de volume, on a vu la suppléance s'établir au moyen de l'artère fémorale profonde. Les branches terminales et collatérales de cette artère peuvent former à la partie postérieure de la cuisse, au moyen d'anastomoses, un réseau artériel très considérable duquel naît l'artère poplitée. C'est le cas de l'observation de Manec, qui a déposé sa trouvaille anatomique au musée de Clamart (4). Nous avons trouvé un cas à peu près semblable.

Il existe d'ailleurs toujours une anastomose entre les branches terminales des vaisseaux issus de l'artère fémorale profonde et une des branches récurrentes de l'artère poplitée. Nous en parlerons dans un autre endroit (5).

Nous n'insisterons pas plus longuement sur ces variations anatomiques qui doivent être étudiées en même temps que les vaisseaux de la cuisse. Il est peu facile d'établir une proportion centésimale : les faits relatés sont trop rares et les auteurs qui les rapportent, les ayant trouvés par hasard, n'ont pas établi de statistique.

(1) Il y a quelques observations de cette variation au musée de Clamart.

(2) Hyrtl. *Op. cit.*, taf. 1, fig. 1.

(3) Hochstetter. *Beiträge zur Entwicklungsgeschichte des Venensystem des amnioten*. III. Saüger. *Morfh-Iahbuch*. xx.

(4) Manec. In : Dubreuil.

(5) Hyrtl *(loco citato)* a montré une variation de cette catégorie : l'artère poplitée recevait une très forte anastomose de l'artère III perforante.

II

VARIATIONS DU TRAJET DE L'ARTÈRE POPLITÉE

Les rapports réciproques entre l'artère et la veine poplitée peuvent être intervertis et l'artère se trouve alors sur un plan plus postérieur. R. Quain cite un exemple de cette variation (1).

M. le professeur Poirier (2) cite un cas de Stuart (3) où l'artère poplitée descendait en dedans du muscle jumeau interne, puis s'engageait entre lui et le condyle sous-jacent pour gagner le creux poplité.

Les courbures normales de l'artère poplitée peuvent être exagérées; mais cela est de peu d'importance.

Une observation très curieuse et dont nous n'avons pas trouvé d'autre exemple dans la littérature anatomique, est le suivant : Sur un cadavre d'un homme de 45 ans, l'artère poplitée, du côté droit, après un trajet de 45 millimètres, se divisait en deux branches sensiblement d'égal volume. Ces deux branches rapprochées l'une de l'autre avaient un trajet indépendant sur un parcours de 5 centimètres, puis se réunissaient en un seul vaisseau (4). C'est un fait de plus à ajouter aux observations fort peu nombreuses de bifidité des artères. Cette variation se rencontre par ordre de fréquence sur l'artère humérale, l'artère fémorale, l'artère iliaque primitive, etc. Lautard (5) relate un cas de bifidité de l'artère basilaire : nous parlerons plus loin

(1) R. Quain. *The anatomy of the arteries*, pl. 80, fig. 1. Th. Kölliker a remarquablement traité ce point d'anatomie topographique en insistant sur les rapports qui existent entre l'artère poplitée et l'articulation du genou. Il insiste aussi sur les rapports réciproques de la veine et de l'artère (cf. : *Zur topograph. anatomie der vasa poplitea* : in : *Centralblatt fur chirurgie*. Leipzig, 1882, p. 489).

(2) Poirier. *Op. cit.*, p. 833.

(3) Stuart. *Journ. of anat. and phys.*, t. xiii.

(4) L'observation de Hyrtl *(Schlagadern des unterschenkels*, 1864, taf. ii, fig. 1), se rapproche de la nôtre. Il y est question d'un vaisseau aberrant qui se dégage au niveau de l'articulation et se réunit à l'artère poplitée un peu plus bas, mais dans ce cas le vaisseau aberrant était très grêle, dans notre observation au contraire les deux vaisseaux étaient d'égal volume.

(5) Lautard. *Etude sur les anomalies des artères de la base de l'encéphale*, thèse de Paris, 1893. — Cf. Bianchi. *Arteria cruralis bifida ;* in : *Sperimentale*, 1889, p. 383.

d'une observation de Toussaint relative à l'artère dorsale du pied.

Nous n'entreprendrons pas, au sujet de ce cas, de donner une explication sur un phénomène aussi curieux. Il y a là, en effet, une disposition qui intéresse l'anatomie générale du système artériel. Nous nous proposons d'ailleurs, dans un travail ultérieur, d'étudier dans ses détails, cette importante question.

III

VARIATIONS RELATIVES A LA TERMINAISON DE L'ARTÈRE POPLITÉE

Ces variations, relativement nombreuses, sont d'un grand intérêt au point de vue de la morphogénie. Nous les diviserons en deux classes : I, celles se rapportant au niveau de division de l'artère poplitée ; II, celles se rapportant au mode de division de l'artère.

I. **Variations relatives au niveau de division de l'artère poplitée.** — Nous avons dit plus haut qu'après un trajet de 15 à 18 centimètres l'artère poplitée se divisait en ses branches terminales au niveau de l'anneau du muscle soléaire. Mais les observations sont nombreuses dans lesquelles l'artère se divisait au-dessus ou au-dessous de ce point de repère. Nous avons reproduit dans la planche I un certain nombre de ces dispositions d'après nos observations personnelles.

Les faits les plus nombreux sont ceux relatifs à la division prématurée de l'artère. Voici un tableau indiquant la proportion centésimale de cette variation.

Quain (1)	sur 227 obs. note		10 cas de div. prématurée, soit		4,4 %
Schwalbe et Pfitzner (2)	— 137	—	5	—	2,8 %
Parsons et Robinsons (3)	— 101	—	9	—	9 %
Ancel (4)	—[100	—	18]	—	18 %
L'auteur	— 153	—	10	—	6,5 %
Musées	— 73	—	3	—	4 %
Total.	791		55		6,9 %

(1) Quain. *Op. cit.*

(2) Schwalbe et Pfitzner. *Varietaten-Statistik und anthropologie* : in : *Anatomischer anzeiger*, 1891. p. 580.

(3) Parsons et A. Robinson. *Eighth report of the commitee of collective*

Planche I

VARIATIONS PORTANT SUR LE NIVEAU DE DIVISION DE L'ARTÈRE POPLITÉE.

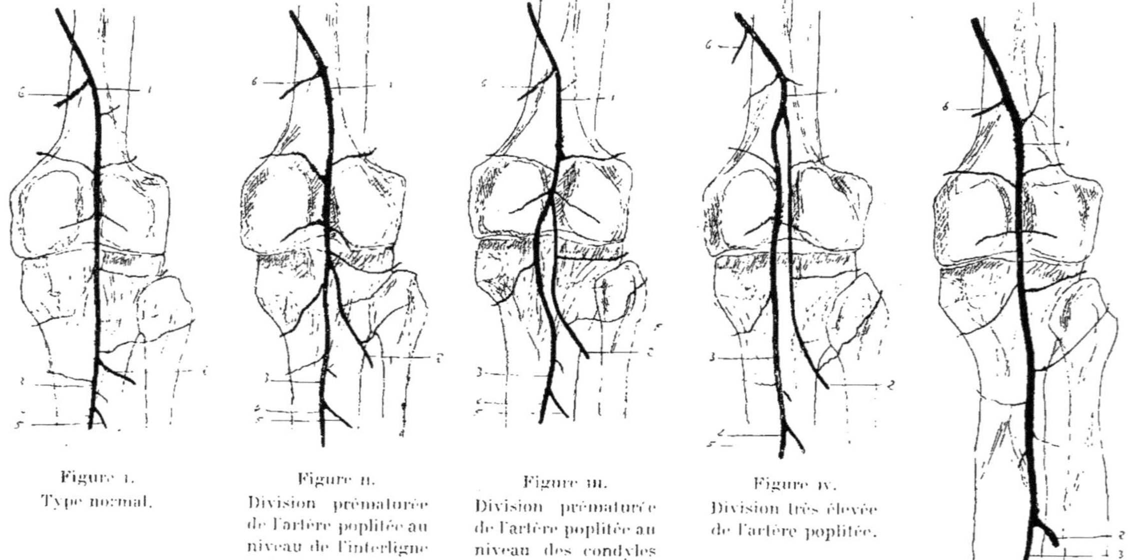

Figure I.
Type normal.

Figure II.
Division prématurée de l'artère poplitée au niveau de l'interligne articulaire.

Figure III.
Division prématurée de l'artère poplitée au niveau des condyles du fémur.

Figure IV.
Division très élevée de l'artère poplitée.

Figure V.
Division tardive de l'artère poplitée vers le milieu de la jambe.

Légende : 1. — Artère poplitée.
2. — Artère tibiale antérieure.
3. — Tronc tibio-péronier.

Légende : 4. — Artère tibiale-postérieure.
5. — Artère péronière.
6. — Artère grande anastomotique.

Il y a, en outre, de très nombreuses observations notées dans les travaux de Ramsay (1), M.-J. Weber (2), Theile, J.-M. Dubreuil, Portal (3), Blandin (4), Meckel (5), Testut, etc.

Dans la grande majorité des faits publiés, la division s'opérait au niveau du bord supérieur du muscle poplité, 7 cas sur 153 observations personnelles.

Quelquefois la division se fait au niveau des condyles du tibia ou au niveau de l'interligne articulaire du genou. (Voir fig. II.)

Quain. 5 fois sur 227 observations.
L'auteur, 2 fois sur 153 observations.
Musées, 1 fois sur 73 observations.

Exceptionnellement la division a lieu au niveau des condyles du fémur. Velpeau (6) cite deux cas de ce genre. Hyrtl figure un cas très net de cette variation qui coïncidait avec une autre variation de division de l'artère poplitée (7). Testut (8) écrit que « la division de l'artère peut se faire jusque dans l'espace intercondylien, *jamais plus haut.* » (Voir fig. III.)

Or, contrairement à l'affirmation du professeur Testut, nous avons rencontré un fait que nous relatons ici. Sur le membre inférieur gauche d'un homme de 40 ans, vigoureux, présentant un grand développement musculaire et surtout une différenciation très nette des faisceaux musculaires, l'artère poplitée, après un parcours de un centimètre seulement, se divisait en ses deux branches terminales. Nous n'avons noté aucun fait semblable dans les auteurs. La figure IV représente cette variation d'après notre observation faite à l'amphithéâtre d'anatomie de l'École de Médecine de Tours.

investigation of the anatomical society, 1899 ; in : *Journal of anatomy and physiology*, p. 195.

(4 *de la page précédente*) ANCEL. *Documents recueillis à la salle de dissection de la faculté de Nancy*, 1901-1902 ; in : *Bibliographie anatomique*, fasc. 3, année 1902.

(1) RAMSAY. *Edimburg med. and surgical journal*, 1812, t. VIII, p. 283.

(2) M.-J. WEBER. *Handbuch der anatomie*, t. II.

(3) PORTAL. *Cours d'anat. med.*, 1803, t. III, p. 238.

(4) BLANDIN. *Nouveaux éléments d'anatomie descriptive*, Paris, 1838.

(5) MECKEL. *Manuel d'anatomie générale descriptive et pathologique*, trad. Jourdan, Paris, 1825, t. II.

(6) VELPEAU. *Manuel d'anatomie chirurgicale*, p. 600.

(7) HYRTL. *Op. cit.*, taf. V, fig. 1.

(8) TESTUT. *Dict. Dechambre*, article : *artère poplitée*.

Planche II

VARIATIONS PORTANT SUR LE MODE DE DIVISION DE L'ARTÈRE POPLITÉE

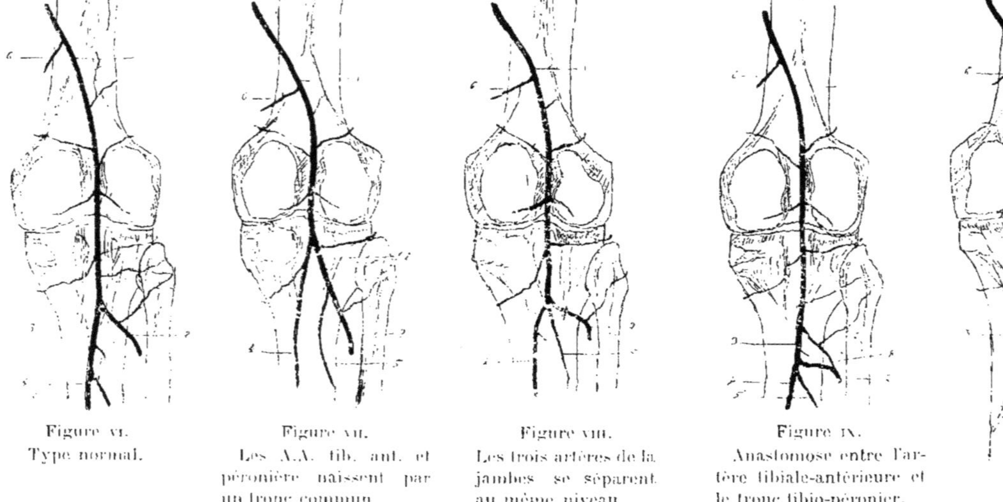

Figure VI. Type normal.

Figure VII. Les A.A. tib. ant. et péronière naissent par un tronc commun.

Figure VIII. Les trois artères de la jambes se séparent au même niveau.

Figure IX. Anastomose entre l'artère tibiale-antérieure et le tronc tibio-péronier.

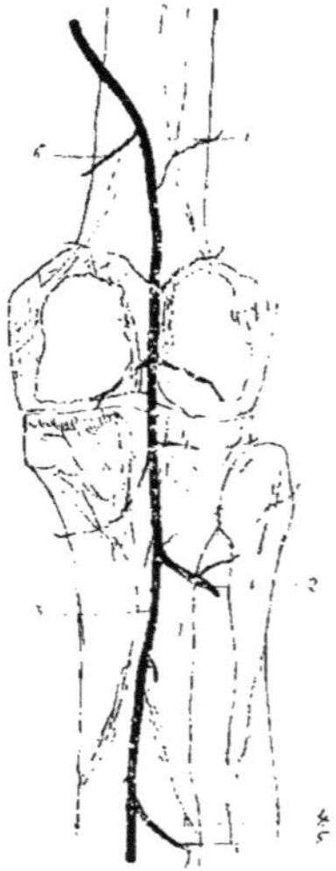

Figure X. Exagération de longueur du tronc tibio-péronier.

Légende : 1. — Artère poplitée.
2. — Artère tibiale antérieure.
3. — Tronc tibio-péronier.
4. — Artère tibiale postérieure.

Légende : 5. — Artère péronière.
6. — Artère grande anostomotique.
7. — Tronc commun des artères tibiale antérieure et péronière.
8. — Anastomose pour l'artère tibiale antérieure.

Plus rares sont les observations relatives à la division tardive de l'artère poplitée. Nous écarterons tout d'abord un certain nombre d'observations, assez confuses d'ailleurs, d'absence de l'artère tibiale antérieure, sur lesquelles nous aurons à revenir.

Dans un cas de Portal (1) la division se faisait au niveau de la partie moyenne de la jambe.

Dans une de nos dissections l'artère poplitée, à partir de la ligne de bifurcation interne de la ligne âpre du fémur, mesurait 26 centimètres. L'artère tibiale antérieure naissait à 14 centimètres au-dessous de l'interligne articulaire. C'est le seul cas de division tardive que nous ayons rencontré sur 153 observations. (Voir fig. v.)

II. Variations relatives au mode de division de l'artère poplitée. — Dans la grande majorité des faits, l'artère poplitée se divise en deux branches terminales qui sont l'artère tibiale antérieure et le tronc tibio péronier. Les variations ne sont pas rares : nous en avons figuré quelques-unes dans la planche n° II.

1° Quain, sur 227 sujets, a rencontré une artère poplitée qui se divisait au même point en trois artères terminales : l'artère tibiale antérieure, l'artère péronière et l'artère tibiale postérieure. Dans ce cas, il n'existait pas de tronc tibio péronier (Voir fig. VIII). Theile (2) a relaté un fait du même genre. Ce sont les deux seules observations que nous ayons retrouvées dans la littérature anatomique avant la statistique publiée par Parsons et A. Robinson en 1899 (3). Ces deux auteurs anglais, sur un total de 401 dissections, ont trouvé cette disposition 5 fois : la proportion nous paraît très forte. Nous n'avons jamais trouvé cette variation sur 153 observations. Le pourcentage général est donc de 1 pour cent.

2° Assez souvent, l'artère poplitée, au lieu de se diviser en artère tibiale antérieure et en tronc tibio péronier, se divise en artère tibiale postérieure et en un tronc commun qui donne l'artère péronière et l'artère tibiale antérieure. Cette disposition coïncide fréquemment avec la variation que nous avons citée plus haut, de division prématurée de l'artère poplitée. La proportion centésimale peut être établie par la statistique suivante :

(1) Portal. *Op. cit.*
(2) Theile. *Op. cit.*, p. 574.
(3) Parsons et Robinson. *Op. cit.*

Quain,	sur 227 sujets, l'a rencontrée	6 fois,	soit 2,68	°/₀
Parsons et Robinson,	— 101 — —	4 —	4	°/₀
L'auteur,	— 153 — —	2 —	1,3	°/₀
Musées,	— 73 — —	2 —	2,73	°/₀
Total	554	14	2,5	°/₀

Meckel, Lauth (1), Stieda (2), Zuckerkandl (3), Cutore-Fischer (4), Hyrtl (5), ainsi que la plupart des traités classiques, signalent des exemples de cette même varation (Voir fig. vii).

3° Tiedemann, et après lui la plupart des auteurs, signalent l'absence de l'une ou l'autre des artères de la jambe. Le mode de division de l'artère poplitée se trouverait donc modifié. Nous aurons à revenir sur ces faits et à les discuter dans les autres chapitres de ce travail.

Anatomie comparée. — Chez les singes, en général, l'artère poplitée se divise, en ses branches terminales, à un niveau sensiblement plus élevé que chez l'homme. D'après Rojecki (6), chez les magots, cette division s'opère un peu au-dessous de l'articulation du genou ; chez les macaques, elle se fait en arrière du muscle poplité ; chez les anthropomorphes, chez le gorille (7) notamment et le troglodytes aubryi (8), elle se fait au niveau du bord supérieur de ce muscle.

Chez un hapale, nous avons vu la division se faire un peu au-dessus de l'interligne articulaire.

Il y a donc une certaine analogie entre la disposition ordinaire de l'artère poplitée chez les singes et les variations qu'on observe chez l'homme.

(1) Lauth. *Op. cit.*

(2) Stieda. *Ein vergleich der arterien der vorderarms und der Unterschenkels*, Jéna, 1894.

(3) Zuckerkandl. *Zur anatomie und Entwickelungsgeschichte der arterien des vorderarms*, 1894.

(4) Cutore-Fischer. — *Varieta anatomica*. Catane, 1900, p. 19. — *Varietà dell'arteria poplitea.*

(5) Hyrtl. *Op. cit.*, taf. v, fig. 1.

(6) Rojecki. *Journal de l'Anatomie*, 1889, p. 552.

(7) Cf. Chapman. *On the structure of the gorilla*, 1878.

(8) Gratiolet et Alix. *Recherches sur l'anatomie du troglodytes aubryi*. In : *Nouv. arch. du Muséum d'hist. nat.*, 1866, p. 223 et pl. vii.

IV

VARIATIONS DES BRANCHES COLLATÉRALES DE L'ARTÈRE POPLITÉE

Il y a, dans les différents traités d'anatomie, des divergences assez grandes entre les auteurs, quant au nombre des branches collatérales de l'artère poplitée. En général, les énumérations données sont un peu schématiques et ne répondent pas toujours à la réalité des faits. Des vaisseaux, considérés comme uniques, sont le plus souvent multiples; d'autres dont la présence est considérée comme exceptionnelle et, pour cette raison, passés sous silence, sont constants. Aussi, sans entrer ici dans le détail de la description de ces artères, nous permettra-t-on d'insister sur leur mode d'origine. Nous étudierons successivement :

1° L'artère grande anastomotique ;
2° Les branches musculaires supérieures et les branches recurrentes ;
3° Les artères articulaires supérieures interne et externe ;
4° L'artère petite saphène :
5° Les artères articulaires moyennes :
6° Les artères jumelles ou surales ;
7° Les artères articulaires inférieures interne et externe ;
8° L'artère articulaire de la tête du péroné.

1° *L'artère grande anastomotique.*

Ri n n'est plus variable que le point où naît l'artère grande anastomotique. Elle provient de l'artère fémorale vers le tiers inférieur de la cuisse, tantôt au-dessus de l'anneau du troisième adducteur, tantôt au niveau de cet anneau, tantôt au-dessous. Elle peut donc être considérée ou comme une branche de l'artère fémorale ou comme une branche de l'artère poplitée. Aussi n'est-il pas étonnant que les auteurs aient émis sur cette question des opinions un peu contradictoires.

Certains, entre autres Murray (1), Scarpa (2), Cruveilher en font une branche de l'artère poplitée.

(1) Murray. *In anevrismata femoris observat*, fig. 1.
(2) Scarpa. *Op. cit.*, p. 22 et pl. i, 23.

La majorité des auteurs classiques en fait une branche de l'artère fémorale. Mais la plupart font des réserves :

Theile écrit : « Il est très commun que l'artère naisse de la poplitée. »

Sappey : « Il n'est pas très rare qu'elle naisse de la portion supérieure de l'artère poplitée. »

Debierre : « L'artère grande anastomotique naît assez souvent de la poplitée. »

Testut : « L'artère grande anastomotique naît de la fémorale au niveau du point où cette artère va devenir poplitée. »

Poirier : « Elle peut naître un peu en arrière de l'anneau. »

Nous avons cherché à apporter une solution à ce petit problème d'anatomie et nous avons, à cet effet, entrepris des recherches sur 112 sujets. En voici les résultats : nous avons pris comme point de repère le point où l'artère fémorale croise la ligne de bifurcation interne de la ligne âpre du fémur ; c'est là, nous le répétons un point constant et fixe.

Sur 51 cas, l'artère grande anastomotique naissait au-dessus de ce point, jusqu'à une distance de cinq centimètres, soit 45,6 %.

Sur 61 cas, au contraire, elle naissait au-dessous de ce point, jusqu'à une distance de 15 millimètres, soit 54,4 %.

Nous n'avons jamais noté l'absence de l'artère.

Nous pensons donc, nous appuyant sur les chiffres précédents, qu'il est plus naturel de décrire l'artère grande anastomotique comme une des branches collatérales de l'artère poplitée.

Variations de volume de l'artère grande anastomotique. — Nous ne nous attarderons pas à décrire les variations de trajet et de division de l'artère grande anastomotique. Nous nous en tiendrons simplement à celles qui ont trait à l'exagération de son volume et de sa longueur, parce qu'elles ont une importance considérable en morphologie.

Normalement l'artère grande anastomotique fournit une petite branche qui accompagne le filet jambier du nerf saphène interne et qui, en général ne dépasse pas la région du genou. Exceptionnellement cette branche, dans quelque cas, peut acquérir un certain développement et descendre jusqu'à la région malléolaire et même jusqu'au pied. Alors se trouve constituée l'*artère grande saphène*.

Les observations de l'artère grande saphène sont très rares. La première en date est celle de Zagorski (1) en 1809. Le vaisseau se plaçait

(1) Zagorski. *Mémoires de l'Académie des Sciences de Saint-Pétersbourg*, 1809, t. I, p. 386. La gravure de cette observation est reproduite dans le traité de Rojecki, p. 541.

sur le bord interne du genou et de la jambe, suivant le nerf saphène, et se terminait sur le dos du pied, en s'anastomosant avec les branches internes de l'artère dorsale du pied.

Broca (1), en 1849 Rug (2), en 1863, Hyrtl (3), en 1864, ont publié de nouvelles observations. Popowski (4), en 1893, a repris cette question à propos d'un fait personnel : dans son cas, l'artère grande saphène, arrivée au tiers de la jambe, se divisait en deux branches. La branche antérieure descendait superficiellement, suivant le nerf saphène et les deux veines, vers la malléole interne où elle se bifurquait de nouveau en deux petites branches dont l'interne, superficielle, après avoir formé l'artère malléolaire antérieure, finissait sur le bord interne du gros orteil, et dont l'extrême s'anastomosait avec l'artère dorsale du pied ; l'autre branche passait à la face postérieure de la jambe et s'anastomosait avec l'artère tibiale postérieure.

Salvi (5) a apporté sa collaboration à cette question en relatant une nouvelle observation très intéressante, dans laquelle le vaisseau descendait jusqu'à la malléole.

Tout récemment Papowski (6) a publié un nouveau cas que nous croyons devoir citer : « De l'artère fémorale, au-dessus de son entrée dans le canal de Hunter, se détachait une assez grande branche qui passait dans la gouttière entre le grand adducteur et le vaste interne en donnant une petite branche à ce dernier. Puis, à la hauteur de l'articulation du genou, elle perforait le fascia et, devenue superficielle, descendait par le côté interne de la jambe ayant en avant d'elle le nerf saphène et la veine saphène. Presque au milieu de la jambe cette branche perforait encore une fois le fascia, rentrait en dedans et, sous le muscle gastrocnémien et le soléaire, se dirigeait, vers la région postérieure de la jambe, pour arriver le long du tibial postérieur jusqu'à l'artère tibiale postérieure, avec laquelle elle s'unissait en formant un angle aigu. »

(1) Broca. *Bull. de la Société anat.* Paris 1849, p. 59.

(2) Rug. *Würsburger médic. Zeitschrift*, 1863, p. 345.

(3) Hyrtl. *Normale und abnorme Verhältnisse der Schlagadern des Unterschenkels.*

(4) Popowski. *Ueberbleibsel der arteria saphena beim menschen.* In : *Anat. Anzeiger*, 1893. — *Das arteriensystem der unteren Extremitäten bei den Primaten.* Id., 1894. — *Le système artériel chez les singes en comparaison avec celui de l'homme*, Tomsk, 1894.

(5) Salvi « *Arteriæ superficiales* » e « *arteriæ comitantes* », Firenze, 1899, p. 3.

(6) Popowski. *Contribution à la morphogénie de l'artère saphène chez l'homme.* In. *Bull. de la Soc. d'anthropologie de Paris*, 1903, p. 596.

Il n'y a donc jusqu'à présent que six observations d'artère grande saphène chez l'homme. Pour notre part, si nous avons trouvé parfois la branche artérielle du nerf saphène un peu augmentée de volume, nous ne l'avons jamais vu descendre au dessous du genou.

Chez le fœtus la présence d'une artère saphène a été reconnue à plusieurs reprises par Popowski. Dans deux cas, qu'il cite, elle descendrait jusqu'au milieu de la jambe et il ajoute : « Les résultats déjà obtenus peuvent permettre de supposer que l'artère saphène, plus ou moins développée, constitue peut-être un caractère constant du fœtus humain. » Nous avons, à cette intention, observé quatre fœtus, de cinq à sept mois. Sur un seul le nerf saphène était accompagné, jusqu'au tiers de la jambe, par une petite branche artérielle provenant de l'artère grande anastomotique. Les faits ne sont pas assez nombreux pour permettre d'en tirer une conclusion ; mais ceux déjà publiés montrent toute l'importance d'une telle question et l'utilité de continuer des recherches dans cet ordre d'idée.

Anatomie comparée. — La présence chez l'homme de l'artère grande saphène reproduit une disposition qui se retrouve chez la plupart des mammifères.

Chez les singes, autres que les anthropoïdes, l'artère fémorale, arrivée au tiers inférieur de la jambe, se divise en deux branches : l'une, postérieure assez grêle, traverse, en les écartant, les fibres du muscle 3ᵉ adducteur et se continue par l'artère poplitée : l'autre, antérieure, plus considérable, semble continuer le trajet de l'artère fémorale, c'est *l'artère saphène*. Cette artère saphène, accolée au nerf et à la veine saphènes, contourne le genou, passe sous le couturier, devient superficielle au-dessous du condyle interne du tibia, s'applique le long de cet os, puis, arrivée vers le milieu de la jambe, se divise en deux branches terminales : la première qui fournit les vaisseaux de la face dorsale du pied ; la seconde qui donne les artères de la plante du pied.

Cette description schématique s'applique à toutes les espèces de singes avec des variantes qu'ont très bien indiqué Rojecki et Popowski. Chez ces animaux l'artère saphène est le vaisseau principal de la jambe et remplit le rôle de l'artère poplitée chez l'homme.

Chez les anthropoïdes l'artère poplitée commence à avoir un volume plus considérable et surpasse l'artère saphène.

Pourquoi cette différence entre le singe et l'homme ? Il faut chercher des raisons de statique et de développement musculaire.

Par suite de la position verticale de l'homme, les muscles de la région postérieure de la jambe, qui sont les muscles de soutien de tout le corps, ont pris un développement considérable, surtout les muscles du mollet, le soléaire et les jumeaux. Au contraire les muscles de la région antérieure sont de longs tendons pourvus d'une courte masse charnue à leur partie supérieure. L'artère poplitée, qui doit fournir les branches nourricières de tous ces muscles, prend donc chez l'homme un développement considérable, et c'est pour cela qu'elle est déjà volumineuse chez les anthropoïdes, qui ont commencé à acquérir cette position verticale.

D'autre part encore, en même temps que l'homme a une position verticale, les artères du membre inférieur ont également un parcours rectiligne, adéquat à cette position.

Chez les anthropoïdes, dit Popowski, « à cause des efforts successifs pour arriver à la position verticale, l'artère saphène devait s'étendre tout à fait mécaniquement et conséquemment s'atrophier ».

Dans les autres espèces de mammifères qui, comme les singes inférieurs, sont des quadrupèdes, nous voyons l'artère saphène continuer le trajet de l'artère fémorale et l'emporter en volume sur l'artère poplitée. Elle a été étudiée par Hyrtl chez les monotrèmes, par Hyrtl et Barkow (1) chez les marsupiaux, par Leisering et Müller et par Zuckerkandl chez le cheval et l'âne, par Chauveau et Arloing, chez les ruminants, par Ellenberger et Baum (2), chez le chien, par Papowski, chez le chat et la loutre, etc.

2° *Branches musculaires et récurrentes.*

Les branches musculaires supérieures issues de l'artère poplitée sont en nombre variable, mais il y en a toujours plusieurs ; elles se distribuent aux différents muscles de la région. Parmi ces branches l'une est susceptible d'acquérir un certain volume, l'artère du biceps, qui peut fournir exceptionnellement une artère articulaire supérieure.

D'une façon constante il naît, dès l'origine de l'artère poplitée, deux ou trois petits vaisseaux qui remontent en haut, le long du fémur, et vont s'anastomoser avec les branches terminales des artères perforantes. Ces artères récurrentes, sur lesquelles nous avons déjà attiré l'attention, établissent une voie de circulation entre l'artère poplitée et le réseau artériel de la face postérieure de la cuisse. Elles sont importantes à connaître dans les cas de ligature ou de plaies de l'artère fémorale. Nous avons vu deux ou trois fois ces artères récurrentes avoir un certain volume.

(1) Barkow. *Comparative morphologie*, Breslau, 1862-1866.

(2) Ellenberger et Baum. *Anatomie des Hundes*, 1891. Traduction Deniker, p. 430.

Otto (1) rapporte une observation dans laquelle une artère récurrente, du volume de l'artère radiale, rencontrait à la face postérieure de la cuisse, la portion terminale d'une des artères profondes.

Nous ne croyons pas que ces artères récurrentes aient été d'écrites avec détails et même signalées par les auteurs classiques (2).

3° *Artères articulaires supérieures.*

Au nombre de deux, l'une interne, l'autre externe. Peuvent naître au même niveau ou à des niveaux différents ; peuvent former à leur origine un tronc commun.

Sur 44 sujets :

12 fois les deux artères naissaient au même niveau.
20 fois l'externe naissait plus haut que l'interne.
5 fois l'interne — l'externe.
5 fois les deux artères provenaient d'un tronc commun.

L'artère externe est toujours d'un volume supérieur à l'artère interne. Scarpa, Theile, etc., signalent que l'artère interne peut être double (3).

4° *Artère petite saphène.*

Cette artère qui est constante a une origine fort variable. Dans plus de la moitié des cas elle naît immédiatement au dessous de l'artère articulaire supérieure interne.

Salvi (4) en a donné une bonne description : « Elle se dirige en bas, se fait peu à peu superficielle, à travers la graisse du creux poplité, et accompagne le nerf saphène interne. Elle perfore l'aponévrose en bas de ce creux et s'adosse à la veine petite saphène, allant un peu latéralement de la ligne médiane de la jambe le long du muscle jumeau externe. Elle se termine au milieu de la jambe. Elle peut acquérir parfois un volume assez considérable et descendre jusqu'au niveau du tendon d'Achille, en se divisant en diverses branches qui s'anastomosent avec les artères malléolaires et les branches calcanéennes. »

Salvi, qui sur 180 dissections l'a toujours rencontrée, ne l'a vue que

(1) Otto. In : Poirier.

(2) Scarpa. *Op. cit.*, p. 42, signale des anastomoses entre l'artère poplitée et les artères postérieures de la cuisse « au moyen des artères du périoste du fémur ».

(3) Scarpa. *Op. cit*, p. 24.

(4) Salvi. *Arteriæ, loc. cit.*

deux fois avec un aussi long trajet. Nous, sur 103 observations, ne l'avons trouvé augmenté de volume que deux fois également. Hyrtl et Henle (1) citent d'autres exemples de cette même variation (2).

Scarpa, dès 1801, écrivait que l'artère petite saphène pouvait descendre jusque sur le pied.

Les auteurs ne sont pas d'accord sur le lieu d'origine de l'artère petite saphène. La plupart, avec Tiedemann, Dubreuil, Testut, Poirier et beaucoup d'autres, en font une branche des artères jumelles. D'autres la font provenir de l'artère poplitée.

Les recherches auxquelles nous nous sommes livrés laissent la solution en suspens. En effet, sur 44 sujets :

21 fois elle naissait	de l'artère poplitée, soit	47.6 %
17 —	de l'artère jumelle externe, soit	38.6 %
6 —	d'une artère articulaire, soit	13.5 %

Anatomie comparée. — Chez le macaque, l'artère petite saphène naît d'un tronc commun avec les jumelles. Il en est de même chez l'Hapale d'après nos recherches. Chez les anthropoïdes, elle provient directement de l'artère poplitée. Mais chez les uns et les autres elle a un volume relativement plus considérable que chez l'homme, et elle descend normalement jusqu'à la région du tendon d'Achille.

Branche collatérale. — Salvi (3) a récemment attiré l'attention sur une petite branche collatérale de l'artère petite saphène. Cette branche qu'il nomme *Arteria comitans nervi peronæi* contourne la tête du péroné en accompagnant le *nervus peroneus communis* et se divise en plusieurs rameaux qui sont satellites des ramifications de ce nerf. Le rameau superficiel s'anastomose avec l'artère péronière antérieure ; le rameau profond avec l'artère tibiale antérieure. Cette branche, Salvi l'a vu constamment sur un grand nombre de sujets. Elle provient en général de l'artère petite saphène, mais parfois elle

(1) Henle. In : Rojecki. p. 553.

(2) L'observation de Hyrtl (*Op. cit.* taf. III, fig. 3) est très typique : l'artère petite saphène a un volume considérable, égal au volume de l'artère radiale. Elle se place superficiellement dans l'interstice du soléaire, puis sur le bord interne de la jambe, à partir de son tiers inférieur, puis se porte sur le pied où elle s'anastomose avec les artères dorsales et plantaires. Le même auteur reproduit une autre variation semblable, mais moins nette à la pl. IV, fig. 1. du même ouvrage.

(3) Salvi. « *Arteriæ superficiales* » e « *arteriæ comitantes* ». Tirage à part du « *Monitore Zoologico Italiano* ». Florence, 1899.

tire son origine de l'artère articulaire supérieure externe, ou directement de l'artère poplitée.

Elle peut, dans certains cas, acquérir un grand développement et fournir une forte anastomose à l'artère tibiale antérieure. Salvi compare avec juste raison le système artéri l superficiel, ainsi formé par l'artère petite saphène, cette branche du nerf sciatique poplité externe et leurs rameaux de terminaison, avec le système veineux de la veine petite saphène ou saphène externe.

L'*artère comitans nervi peronæi* existe chez les singes. Rojecki (1) l'a signalé chez le macacus cynomalgus. Chez ces animaux elle naîtrait directement de l'artère poplitée.

5° *Artères articulaires moyennes.*

Les auteurs classiques ne décrivent en général qu'une seule artère articulaire moyenne. à laquelle, suivant l'exemple de Haller (2) et de Scarpa (3), ils donnent le nom d'artère *azygos*.

Cruveilher, Meckel, etc,, admettent au contraire qu'il y a plusieurs artères articulaires moyennes. Meckel donne le nom d'*azygos* à celle qui est la plus inférieure.

Dans la très grande majorité des dissections que nous avons faites, nous avons r marqué la présence de plusieurs articulaires moyennes. Dans plusieurs cas nous en avons compté jusqu'à cinq. Elles présentent de nombreuses variations de volume.

Parfois, l'une d'elles et même toutes, proviennent d'une des artères articulaires supérieures ou inférieures.

6° *Artères jumelles ou surales.*

Ce sont les plus volumineuses parmi les branches collatérales de l'artère poplitée.

Voici le résultat de nos recherches relativement au niveau de leur origine.

Sur 64 dissections :

Elles naissaient	39	fois	au niveau de l'articulation,	soit :	60,8 %
—	20	—	dessus	—	31,2 %
—	5	—	dessous	—	8 %

(1) Rojecki. *Op. cit.* p. 332.
(2) Haller. *Op. cit.* pl. iv.
(3) Scarpa. *Op. cit.*, p. 26.

Sur deux sujets, sur lesquels nous avons observé la division prématurée de l'artère poplitée, les artères jumelles naissaient de ces branches de terminaison. Une fois l'artère jumelle externe naissait de l'artère tibiale antérieure.

Assez fréquemment elles peuvent naître par un tronc commun. Nous avons rencontré cette variation, qui est normale chez les singes, 22 fois sur 64 dissections, soit 34,6 %.

Divers auteurs ont signalé la présence d'artères jumelles supplémentaires. Dans ces cas, ce sont en général des branches collatérales des artères qui naissent directement de l'artère poplitée.

Poirier a vu une artère jumelle interne naître par deux racines et former ainsi un orifice par lequel passait le nerf sciatique poplité interne.

Nous avons vu une fois l'artère jumelle interne naître séparément de l'artère poplitée et recevoir une forte anastomose provenant de l'artère jumelle externe.

Parmi les branches que fournissent souvent les artères jumelles, nous avons déjà cité l'artère petite saphène. Dans ces cas, c'est presque toujours l'artère jumelle interne qui la fournit.

7° *Artères articulaires inférieures.*

Au nombre de deux, l'une interne, l'autre externe. L'interne est en général plus volumineuse que l'externe et naît à un niveau plus élevé.

Il est rare qu'elles naissent de l'artère poplitée par un tronc commun, et cette variation est beaucoup moins fréquente que pour les artères articulaires supérieures. En effet, sur 44 sujets nous avons vu les artères articulaires supérieures naître 5 fois par un tronc commun. Nous n'avons rencontré qu'une seule fois cette disposition pour les artères articulaires inférieures.

Theile, Poirier, quelques autres auteurs encore, ont signalé cette même variation et en ont noté également la grande rareté.

L'une des articulaires inférieures, tantôt l'interne, tantôt l'externe, peut naître de l'artère jumelle correspondante (1).

Lorsque l'artère poplitée se divise à un niveau élevé les artères articulaires inférieures proviennent de ses branches de terminaison. (Weber, Theile, l'auteur.)

(1) Scarpa (*op. cit*, p. 24) a rencontré assez souvent cette variation. — « L'artère articulaire interne inférieure, dit-il, naît souvent d'une origine commune avec les artères propres des muscles du mollet. » Nous n'avons trouvé que rarement cette disposition qui nous semble exceptionnelle.

Nous ne dirons rien ici des petites branches collatérales inférieures de l'artère poplitée, qui se distribuent aux muscles de la région.

8° *Artère articulaire de la tête du péroné.*

Cette artère est constante, nous l'avons toujours trouvée dans nos dissections, mais elle est quelquefois très réduite de volume.

Les auteurs ne sont pas d'accord sur le lieu de son origine. Weber (1), qui le premier l'a décrite, en fait une branche de l'artère poplitée. Theile (2), qui discute l'opinion de Weber, dit que « ses recherches, qui cependant ne sont pas encore assez nombreuses pour lui permettre d'avoir une opinion arrêtée, le porteraient à la regarder plutôt comme une branche régulière de la tibiale antérieure, origine en faveur de laquelle porte l'analogie des nerfs, puisqu'elle paraît correspondre au péronier superficiel. »

Meckel, lui, en fait un rameau collatéral du tronc tibio-péronier.

Testut se range à l'opinion de Weber et la fait provenir de l'artère poplitée. Par contre, Poirier dit qu' « elle provient dans la majorité des cas de l'artère tibiale antérieure ».

Comme pour beaucoup d'autres points de l'anatomie des artères, ces variations n'ont d'importance qu'au point de vue de l'anatomie descriptive. L'intérêt consiste à savoir si le vaisseau est constant ; qu'il naisse un peu plus haut ou un peu plus bas, la question est secondaire en anatomie générale, mais acquiert une valeur en chirurgie.

Aussi, comme pour plusieurs autres détails, avons-nous essayé de donner une solution à ce problème. Mais, ce qui arrive souvent en par il cas, notre conclusion est vague et ne peut qu'expliquer les divergences d'opinion des auteurs. C'est que tous ces petits filets artériels sont très variables aux membres ; ils semblent être encore en voie d'évolution et ne pas avoir acquis leur situation définitive. Ils

(1) Weber. *Handbuch der anatomie*, t. II, p. 207.

(2) Theile. *Opus cit.*, p. 565. — L'auteur discute le nom que Weber a donné à l'artère : « Je ne pense pas, dit-il, que le nom qu'il lui donne soit bien choisi. Le nom d'artère articulaire de la tête du péroné me semble ne pas lui convenir, parce qu'un vaisseau qui aurait cette destination devrait se rendre immédiatement à l'articulation, au lieu de passer entre les muscles désignés et l'os ; en outre, sa distribution à l'articulation du péroné est assez peu de chose comparativement à ses autres branches. Peut-être conviendrait-il mieux de l'appeler péronière supérieure ou petite, ou (si sa naissance de l'artère poplitée est normale) articulaire *infima* externe du genou, ou enfin péronière recurrente. »

contrastent étrangement avec les vaisseaux du tronc, qui, eux, ont une bien plus grande stabilité.

Sur 84 dissections, l'artère articulaire de la tête du péroné naissait :

43 fois de l'artère poplitée ;
31 fois de l'artère tibiale antérieure ;
10 fois du tronc tibio-péronier.

Theile relate qu'elle peut provenir quelquefois de l'artère tibiale postérieure. Nous n'avons pas trouvé cette disposition, ni dans nos dissections, ni dans les pièces des musées.

Parsons et Arthur Robinson ont publié en 1899 (1) la statistique suivante, qui est assez différente de la nôtre. Elle porte sur un total de 102 cas ; dans 87 cas, l'artère était présente, soit 85,3 %.

Dans 51 cas, elle provenait de l'artère tibiale antérieure, soit 58,4 %.

Dans 16 cas, elle provenait de l'artère tibiale postérieure ou tronc tibio-péronier, soit 18 %.

Dans 9 cas, elle provenait de l'artère poplitée, soit 10,3 %.

Dans 6 cas, elle provenait de l'artère récurrente tibiale postérieure, soit 6,8 %.

De l'ensemble de ces deux statistiques, il serait prématuré de chercher à tirer une conclusion définitive. La question est encore à l'étude et il faut attendre que de nouvelles recherches soient venues apporter de nouveaux chiffres.

9° *Branches surnuméraires.*

Les auteurs ont souvent décrit des branches surnuméraires de l'artère poplitée.

Green (2) décrit une artère tibiale postérieure accessoire.

Winslow (3) a vu l'artère poplitée fournir l'artère nourricière du tibia. Nous avons noté un cas du même genre.

Nous avons signalé déjà la présence d'artères jumelles accessoires.

(1) In : *Journal of anatomy and physiology*, 1899, p. 195.
(2) Green. In : Poirier.
(3) Winslow. In : Poirier.

L'ARTÈRE TIBIALE ANTÉRIEURE

L'artère tibiale antérieure, branche de terminaison de l'artère poplitée, assure la nutrition des organes de la partie antérieure de la jambe. Elle commence au niveau de l'anneau du muscle soléaire et se termine au niveau de l'interligne articulaire tibio-tarsien, où elle se continue par l'artère dorsale du pied. Nous n'avons pas à décrire son trajet, ni à indiquer ses rapports. Nous étudierons successivement ses variations d'origine, de trajet et celles de ses branches collatérales.

I

VARIATIONS RELATIVES A L'ORIGINE DE L'ARTÈRE TIBIALE ANTÉRIEURE

Absence. — L'absence totale de l'artère tibiale antérieure a été notée par un certain nombre d'anatomistes. Nous citerons les observations d'Allan-Burns (1), de Huguier (2), de Ryan (3), de Hyrtl (4), d'Otto (5), etc.

Pour notre part, sur un total de 165 observations personnelles, et sur 80 pièces déposées dans les musées, nous n'avons jamais noté l'absence de l'artère. D'ailleurs ni Quain, ni Lauth, ni J.-M. Dubreuil, qui citent les cas précédents, ne rapportent de faits personnels, pourtant le nombre de sujets qu'ils ont examinés a été considérable et on sait avec quel soin Quain et Lauth ont noté les moindres détails ana-

(1) Allan-Burns. In : Dubreuil. *Anomalies artérielles*, p. 390 et ss.
(2) Huguier. Id.
(3) Ryan. In : Romiti.
(4) Hyrtl. *Op. cit.*
(5) Otto. In : Poirier.

tomiques qui leur paraissaient anormaux. Ni dans Romiti, ni dans les ouvrages classiques de Sappey, de Cruveilher, de Testut, de Poirier nous ne relevons de faits semblables.

Nous en arrivons à mettre en doute la valeur de ces observations, non pas que nous discutions sur leur authenticité, mais nous croyons qu'il y a eu là une erreur d'interprétation. Les figures reproduisant cette anomalie, ou les descriptions qui nous sont données avec détails, celle de Huguier notamment et celle de Hyrtl, montrent très bien qu'il existe une artère récurrente tibiale, qui est une branche collatérale de l'artère tibiale antérieure et un tout petit filet artériel posé sur la face antérieure du ligament interosseux. Dans ces cas là il ne saurait s'agir d'absence totale de l'artère tibiale antérieure ; nous nous trouvons en face de faits, assez fréquents, d'atrophie de ce vaisseau réduit à son minimum, nous aurons à y revenir.

L'absence totale de l'artère tibiale antérieure a été notée par M. Deniker (1) chez les anthropomorphes. Mais les conclusions de cet auteur sont infirmées par d'autres observateurs : Gratiolet et Alix, Rojecki ; nous en reparlerons plus loin.

Variations du niveau d'origine de l'artère tibiale antérieure. — Nous renvoyons à ce que nous avons dit plus haut sur les variations relatives à la division prématurée ou tardive de l'artère poplitée. L'artère tibiale antérieure peut naître en haut jusqu'au sommet de l'espace poplité, en bas, jusqu'au quart de la jambe. Nous avons établi la proportion centésimale de cette variation. Nous rappellerons que chez les singes l'artère tibiale antérieure naît en général assez haut.

Le tronc tibio-péronier antérieur. — Assez souvent l'artère tibiale antérieure et l'artère péronière naissent de l'artère poplitée par un tronc commun. La présence de ce *tronc tibio-péronier antérieur* (2) coïncide assez généralement avec les cas de division prématurée de l'artère poplitée. Nous avons établi qu'on le rencontrait dans une proportion de 2,2 %.

Le tronc tibio-péronier antérieur est donc en général d'une certaine longueur. Dans une de nos dissections, il avait 65 millimètres, dans une autre 60 millimètres.

(1) Deniker. *Op. cit.*

(2) Nous proposons de nommer *tronc tibio-péronier antérieur*, ce vaisseau, qui donne naissance à l'artère péronière et à l'artère *tibiale antérieure*, pour le différencier de l'autre tronc tibio-péronier *postérieur*, qui donne naissance à l'artère péronière et à l'artère tibiale *postérieure*.

Il peut fournir un certain nombre de branches collatérales qui, normalement naissent de l'artère poplitée, entre autres, une artère jumelle et les articulaires moyennes et inférieures.

Le tronc tibio-péronier antérieur n'existe chez aucune espèce animale.

Anastomose avec les artères postérieures. — Nous avons plusieurs fois observé après Quain, Theile, Lauth, etc., des cas dans lesquels l'artère tibiale antérieure, naissant de l'artère poplitée, était très grêle à son origine, mais ne tardait pas à être renforcée par une forte anastomose provenant des vaisseaux de la partie postérieure de la jambe. Cette branche anastomotique provenait par ordre de fréquence du tronc tibio-péronier, de l'artère tibiale postérieure et de l'artère péronière.

Nous avons remarqué que cette variation coïncidait également avec les cas de division prématurée de l'artère poplitée. (Voir figure IV.)

Cette constatation nous a amené à rechercher, si la présence de cette anastomose était une exception ou si, au contraire, elle était constante. Or assez souvent nous avons trouvé un très fin filet artériel unissant l'artère antérieure avec les artères postérieures. La variation en question ne serait donc qu'une exagération d'une disposition qui me paraît normale.

D'ailleurs le niveau d'origine et celui de terminaison de ce rameau anastomotique serait assez variable. Nous soulevons là un tout petit problème anatomique que des recherches ultérieures permettront de résoudre de façon complète et définitive.

II

VARIATIONS DE TRAJET DE L'ARTÈRE TIBIALE ANTÉRIEURE

Variations à la partie supérieure. — Lorsque l'artère tibiale antérieure naît de l'artère poplitée au-dessus du bord supérieur du muscle poplité, il peut arriver qu'elle chemine en avant de ce muscle, entre lui et la face postérieure des condyles du tibia. Divers observations ont été relevées par Ramsay (1), M.-J. Weber, Quain, Hyrtl.

(1) Ramsay. *Account of unusual conformation of some muscles and Vessels.* — *Edimbourg. Med. Journal*, t. VIII, p. 283.

Theile a vu cette variation aux deux membres inférieurs d'un homme. Parsons et Robinson (1) ont trouvé deux fois cette même disposition sur un total de 106 pièces.

Cette variation nous paraît assez fréquente chez les singes. Nous l'avons trouvée deux fois chez le Macacus cynomolgus, et une fois chez l'Hapale rosalia. Il serait intéressant de savoir si elle se rencontre chez les anthropomorphes.Cela se conçoit d'autant mieux, que chez les singes la division prématurée de l'artère poplitée est un fait normal.

Velpeau (2) cite un cas extrêmement intéressant. L'artère tibiale antérieure ne perforait pas le lignement interosseux. Mais, suivant le muscle sciatique poplité externe, elle contournait le col du péroné et reprenait ensuite sa place ordinaire.

Variations à la partie moyenne. — Pelletan (3) rapporte une observation, et Velpeau (4) deux autres, dans lesquelles l'artère tibiale antérieure avait un trajet superficiel, immédiatement au-dessous de l'aponévrose de la jambe. Arrivée au cou-de-pied, l'artère se continuait par une artère dorsale du pied, également superficielle.

Une disposition semblable se rencontre assez fréquemment à l'avant-bras pour l'artère radiale. De nombreux exemples d'artère radiale superficielle ont été publiés. Nous en avons rencontré un très net dernièrement dans le service de médecine hospitalière de l'Hospice-Général de Tours. On sentait et on voyait battre l'artère à fleur de peau, tout le long de l'avant-bras.

On comprend toute l'importance de cette anomalie de médecine opétoire.

Normalement, l'artère tibiale antérieure est située profondément dans la *loge tibiale*, appuyée sur le ligament interosseux, à égale

(1) Parsons et Robinson. *Journal of anatomy and physiology*, 1899.

(2) Velpeau. *Eléments de médecine opératoire*, 1839, t. III, p. 113. Nous avons décrit, dans le chapitre précédent, d'après Salvi, un rameau collatéral de l'artère petite saphène. Ce rameau que l'auteur italien nomme *arteria commitans nervi peronæi*, contourne la tête du péroné et vient s'anastomoser par une de ses branches, avec l'artère tibiale antérieure. L'observation de Velpeau est d'autant plus intéressante que l'artère tibiale antérieure semble avoir emprunté à son origine le cours de cette *arteria commitans*. Le cas de Velpeau, d'abord bizarre, s'expliquerait donc naturellement ; il serait une confirmation de cette loi d'anthropologie, d'après laquelle : lorsqu'un vaisseau est suppléé ou renforcé, la suppléance ne se fait pas par un vaisseau nouveau, mais par un vaisseau normal exagérément développé.

(3) Pelletan. — *Clinique chirurgicale*, 1810, t. III.

(4) Velpeau. *Loc. cit*, p. 42.

distance du tibia et du péroné. Il peut arriver parfois qu'elle s'accole au péroné et qu'elle se trouve placée dans la *loge péronière*. Cette variation est relativement fréquente.

Quain,	sur 185 sujets	l'a trouvée	8 fois
L'auteur,	— 165	—	5 —
Musées,	— 80	—	2 —
Total :	sur 430 sujets		15 fois, soit : 3,48 %

Il existe chez l'homme une artère qui est accolée au péroné ; elle naît tantôt de l'artère tibiale antérieure, tantôt de l'artère recurrente tibiale antérieure. Elle est assez grêle et se termine vers le milieu de la jambe, parfois elle s'anastomose avec l'artère péronière antérieure. « Le développement exagéré de ce rameau, dit M. le professeur Poirier (1) explique l'anomalie dans laquelle l'artère tibiale antérieure descend dans la loge externe de la jambe. »

Chez les singes, en particulier chez les macaques et aussi chez les anthropoïdes, l'artère tibiale antérieure, ou du moins le rameau le plus important de cette artère, reste accolée au péroné et se trouve situé dans la loge péronière.

Variations à la partie inférieure. — Depuis le point où elle perfore le ligament interosseux jusqu'au niveau des malléoles, l'artère tibiale antérieure a un trajet rectiligne.

Arrivée au tiers inférieur de la jambe, elle peut former une courbe à concavité externe et reprendre sa place normale un peu plus bas, entre les malléoles. J.-M. Dubreuil avait déjà attiré l'attention sur cette disposition ; Kraüse la signale aussi. Nous en avons rencontré trois exemples très nets.

Voici comment nous l'expliquons :

Parmi les branches collatérales très nombreuses que fournit l'artère tibiale antérieure et qui n'ont pas reçu de noms particuliers, il en existe une, toujours assez considérable, qui naît à la partie externe, à la réunion des deux tiers supérieurs avec le tiers inférieur de la jambe. Ce rameau se dirige vers le bord externe de la jambe, se recourbe et se porte en bas, où il s'anastomose avec les artères malléolaires et avec l'artère péronière antérieure. (Voir figure XI.)

Lorsque cette dernière manque, il peut la suppléer et nous avons vu ce fait se produire 10 fois sur 165 observations.

Quand ce rameau a un volume important, l'artère tibiale antérieure

(1) Poirier. *Op. cit.*, p. 841.

semble se continuer par lui et alors se trouve produite la variation que nous venons de signaler (1).

Mais, en réalité, dans les cas que nous avons observés, la place de l'artère tibiale antérieure était occupée par un tout petit filet artériel qui la représentait et qui s'épuisait avant d'arriver à la région malléolaire. (Voir figure XII.)

L'importance de cette artère est donc très grande ; aussi proposons-nous de lui donner un nom spécial, pour la distinguer des autres branches collatérales de l'artère tibiale antérieure. Nous la désignerons sous le nom d'*artère collatérale inférieure et externe.*

III

VARIATIONS DE VOLUME DE L'ARTÈRE TIBIALE ANTÉRIEURE

Les variations de volume sont extrêmement fréquentes. Le volume de l'artère est tantôt augmenté, tantôt diminué.

Augmentation de volume. — Quand l'artère est augmentée de volume, elle suit en général le trajet régulier, en donnant les branches collatérales normales. L'intérêt de cette variation consiste dans le mode de terminaison de l'artère dorsale du pied. Nous en reparlerons au chapitre suivant.

L'augmentation de volume de l'artère tibiale antérieure coïncide toujours, suivant une loi établie par Sappey (2), avec une diminution de volume des artères de la partie postérieure de la jambe. Dans ces cas, elle envoie le plus souvent des rameaux anastomotiques qui vont renforcer ces dernières, soit en perforant le ligament interrosseux, soit en contournant le péroné ou le tibia. Dans deux cas que nous avons rencontrés d'augmentation de volume de l'artère tibiale antérieure, l'artère péronière antérieure n'existait pas en avant du ligament.

(1) Il est bon de se souvenir de cette variation dans les exercices de médecine opératoire On chercherait vainement l'artère tibiale antérieure à son tiers inférieur, en suivant la ligne d'incision indiquée par M. le professeur Farabeuf. Il faudrait chercher un peu en dehors de cette ligne.

(2) « Les vaisseaux artériels, compris dans la même région et communiquant entre eux, présentent des volumes qui sont en raison inverse les uns des autres. » SAPPEY. *Anatomie descriptive*, t. III, p. 650.

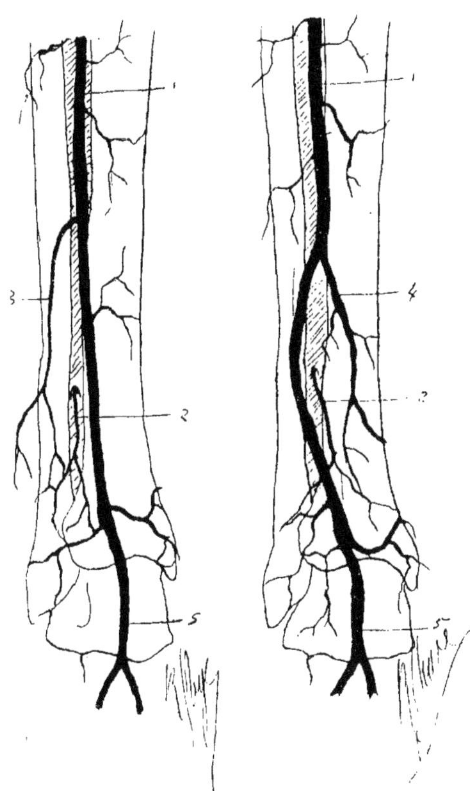

Figure XI.

Disposition normale.
(L'artère collatérale inférieure et externe est volumineuse.)

Figure XII.

L'artère tibiale antérieure emprunte le cours de l'artère collatérale inférieure et externe et forme une courbe.

Légende : 1. — Artère tibiale antérieure.
2. — — péronière antérieure.
3. — — collatérale inférieure et externe.
4. — Rameau artériel prolongeant la direction normale de l'artère tibiale antérieure.
5. — Artère dorsale du pied.

Diminution de volume. — Les variétés sont nombreuses.

Quand l'artère n'est que diminuée de volume, elle suit son trajet habituel, conserve ses rapports normaux et fournit ses branches ordinaires. Seule, sa distribution à la partie antérieure du pied est modifiée.

Mais, plus souvent, l'artère est réduite à un volume très petit. Elle est alors suppléée, à la partie inférieure de son parcours, par l'artère péronière antérieure, avec laquelle elle s'anastomose, suivant des modalités que nous étudierons plus loin.

A un degré de plus, l'artère tibiale antérieure s'épuise dans les muscles de la région antérieure et ne descend pas au-dessous du milieu de la jambe.

Plus réduite encore l'artère tibiale antérieure traverse le ligament interosseux, ne donne pas de branches descendantes, et se continue par l'artère récurrente tibiale antérieure (1). Cette dernière disposition a été interprétée parfois comme représentant le type d'absence de l'artère. Nous avons discuté plus haut cette opinion. Il ne saurait y avoir là qu'une atrophie du vaisseau, qui n'est plus représenté que par sa première branche collatérale.

Anatomie comparée. — La variation consistant dans la diminution de volume de l'artère tibiale antérieure, présente un grand intérêt, en anatomie comparée, principalement lorsqu'on la rapproche de la disposition normale des singes.

Chez les singes inférieurs, l'artère tibiale antérieure est très réduite. Chez les arctopithèques, elle n'est guère représentée que par l'artère recurrente tibiale antérieure. Chez les macaques, dit Rojecki (2), « vu la petitesse de son volume, l'artère tibiale antérieure ne peut être regardée comme la branche de bifurcation de l'artère poplitée. Elle se porte horizontalement d'arrière en avant à travers le ligament interosseux pour se ramifier dans la couche profonde de la face antérieure de la jambe. » Chez les magots, ajoute le même auteur, « la tibiale antérieure se comporte de la même façon ; elle perfore l'espace interosseux, donne une récurrente tibiale postérieure dans la région du muscle poplité, une récurrente tibiale antérieure à l'articulation du genou et se ramifie dans les muscles de la région antérieure de la jambe, sans atteindre toutefois l'articulation du pied ».

Chez les Platyrrhiniens, l'artère tibiale antérieure a un plus com-

(1) La figure reproduite par Hyrtl (*op. cit.*, taf. VIII, fig. 2), est un exemple très net de cette disposition. L'artère tibiale antérieure est réduite à un tout petit filet et donne l'artère tibiale récurrente antérieure.

(2) Rojecki. P. 553.

plet développement et il est constant de la voir s'anastomoser avec les artères du dos du pied. C'est du moins ce que nous avons observé sur les exemplaires que nous avons disséqués. Popowski (1) a également noté chez eux l'importance de cette anastomose, en particulier chez le Cebus et l'Ateles ater.

L'artère tibiale antérieure prend un plus grand développement encore *chez les anthropomorphes*, sans atteindre cependant celui qu'elle a chez l'homme. Deniker a nié toutefois son existence. Mais Gratiolet et Alix l'ont trouvée chez le Troglodytes aubouyi ; Rojecki, chez l'Hylobates leneiscus et le Gorilla gina. Chez ces animaux l'artère descend jusqu'à la face dorsale du pied et contribue, avec l'artère saphène, à en former le réseau artériel.

On remarque donc que la disposition de l'artère tibiale antérieure, chez les diverses espèces de singes, reproduit la plupart des variations de volume que l'on rencontre chez l'homme.

Chez les carnivores, l'artère tibiale antérieure, qui naît comme chez l'homme au-dessous du muscle poplité, se porte sur le devant de la jambe, puis sur le pied où elle forme le système dorsal profond et contribue avec l'artère saphène à former le système dorsal superficiel. Elle fournit diverses branches collatérales, entre autre une branche superficielle qui suit le nerf péronier superficiel et se termine en donnant l'artère collatérale péronière du 4e doigt.

IV

VARIATIONS DES BRANCHES COLLATÉRALES DE L'ARTÈRE TIBIALE ANTÉRIEURE

Les branches collatérales de l'artère tibiale antérieure sont très nombreuses et, la plupart, sans grande importance, n'ont pas reçu de noms particuliers. Nous distinguerons :

1° L'artère récurrente tibiale postérieure ;
2° L'artère récurrente tibiale antérieure ;
3° Le rameau de Sœmmering ;
4° L'artère collatérale inférieure et externe.

(1) Popowski. *Contribution à la morphologie de l'artère saphène chez l'homme*, p. 600.

1° *Artère récurrente tibiale postérieure.*

Elle naît tout près de l'origine de l'artère tibiale antérieure. Elle est très inconstante et la plupart des auteurs la passent sous silence. Theile, après Haller (1) et Sœmmering (2) « l'a rencontrée plus souvent qu'il ne la trouvée absente. »

Elle peut provenir de l'artère poplitée ou du tronc tibio-péronier ou de l'artère tibiale postérieure.

D'après la statistique publiée par la Société anatomique de Grande-Bretagne (3), sur 103 observations, *the posterior tibial recurrent artery* était présente 87 fois, soit dans 84.5 % des cas.

Elle provenait	75 fois	de l'artère	tibiale antérieure,	soit 86.2 %
—	9	—	poplitée.	— 10.4 %
—	3	—	tibiale postérieure.	— 3.4 %

2° *Artère récurrente tibiale antérieure.*

Elle peut être double.

Elle naît à un niveau variable de l'artère tibiale antérieure. Le plus souvent, avant que cette dernière ait franchi le ligament interosseux. Gegenbaur dit cependant qu'elle provient de l'artère tibiale antérieure, en avant de ce ligament (4).

Sur 60 observations faites à ce sujet, nous avons noté qu'elle naissait 47 fois en arrière du ligament, 12 fois en avant du ligament, 1 fois au niveau du ligament.

Elle fournit des branches descendantes, dont l'une s'accorde au péroné et est susceptible d'acquérir un certain volume.

Cruveilher (5) « a vu la récurrente tibiale antérieure, volumineuse, se porter transversalement en dedans, au-dessous de la rotule, et se terminer sur la tubérosité interne du tibia ».

(1) Haller. *Icones anat.*, fasc, 5, p. 28, note 12.

(2) Sœmmering. *Op. cit.*, p. 304.

(3) *Eighth report of the commitee of collective investigation of the anatomical society*, pour 1897-1898 ; in : *Journal of anatomy and physiology*, 1899, p. 195.

(4) Scarpa (*op. cit.*, p. 27) est d'un avis semblable lorsqu'il écrit : « L'artère articulaire récurrente tibiale naît de l'artère tibiale antérieure peu après que celle-ci a traversé le ligament interosseux. »

(5) Cruveilher. *Op. cit.*, p. 170.

Anatomie comparée. — L'artère récurrente tibiale antérieure existe chez tous les singes, plus ou moins développée. Elle naît toujours en arrière du ligament interosseux. Rojecki, chez un macaque, l'a vue très petite et ne pas franchir le ligament.

3° *Rameau de Sœmmering* (1).

Ce rameau, auquel le professeur Poirier a donné le nom de *Ramus supremus de Luschka* (2), a été décrit, avant Luschka, par l'anatomiste Sœmmering, en 1800.

Il naîtrait près de l'origine de l'artère tibiale antérieure, se porterait en haut et se terminerait au niveau de l'interligne articulaire.

« Ramus, écrit Sœmmering, qui sub musculo popliteo ascendens ad capsulam articularem, ad caput fibulæ, ad medium gastrocnemii ventrem et ad initium tibialis postici accedit, cumque reliquis arteriis articularibus in interno latere fibulæ confluit. »

Poirier (3) a trouvé ce rameau très inconstant. Nous croyons que sa présence coïncide avec les cas de dédoublement d'une des artères récurrentes, cités fréquemment par les auteurs.

Pour notre part nous le considérons comme très variable, et il ne nous paraît pas utile d'en faire une branche normale de l'artère tibiale antérieure.

4° *Artère collatérale inférieure et externe.*

Nous avons déjà décrit ce vaisseau en parlant des variations du trajet de l'artère tibiale antérieure.

Sa présence est constante. Très souvent, il acquiert un certain volume. Il se porte alors en dehors et en bas, distribuant des branches au ligament interosseux et aux tendons des muscles ; il se termine par plusieurs rameaux qui s'anastomosent avec l'artère péronière antérieure et l'artère malléolaire externe.

Parfois, un de ces rameaux contourne le péroné et va s'épuiser à la partie postérieure de la jambe.

Sur 165 dissections personnelles, 10 fois l'artère collatérale inférieure et externe remplaçait l'artère péronière antérieure ; 3 fois elle semblait continuer le trajet de l'artère tibiale antérieure.

(1) Sœmmering, *Op. cit.*, t. iv, p. 304.
(2) Luschka, *Op. cit.*
(3) Poirier, *Op. cit.*, p. 835.

5° *Artères malléolaires.*

Nous décrirons ces artères avec l'artère dorsale du pied, dont il faut les considérer comme des branches collatérales.

L'ARTÈRE DORSALE DU PIED

OU PÉDIEUSE [1]

Nous préférons la dénomination d'*artère dorsale du pied* à celle de *pédieuse*, qui est généralement adoptée, en France, par les auteurs classiques.

Le terme de *pédieuse* peut en effet désigner aussi bien les artères de la face plantaire que celles de la face dorsale. Celui de *dorsale du pied*, au contraire, a l'avantage d'indiquer nettement la position qu'occupe le vaisseau et marque bien l'opposition avec les *artères plantaires*. C'est d'aill urs sous ce nom que le désignent les anatomistes, tant en Italie qu'en Allemagne, et nous pensons qu'ils ont raison.

D'autre part, ce nom d'*artère dorsale du pied* a déjà été employé en France aux XVIIe et XVIIIe siècles, dans plusieurs traités d'angéiologie ; et au XIXe, l'illustre Cruveilhier, qui a donné chez nous un si grand élan aux études anatomiques et qui fut avant tout un observateur, proposait lui aussi cette même appellation. Il est regrettable que son opinion n'ait pas prévalu.

Point d'origine de l'artère dorsale du pied. - La plupart des anatomistes prennent comme repère, pour l'origine de l'ar-

(1) Plusieurs auteurs ont publié des études fort importantes sur le vaisseau qui nous occupe. Nous citerons :

TOUSSAINT. *Considérations sur l'anatomie de l'artère pédieuse et sur ses anévrysmes*. Thèse de Paris, 1879.

H. VON MEYER. *Der Grundtypus des Rete dorsale der Handwurzel und der Fusswurzel*. In : *Archiv. für Anatomie*, 1881, p. 378.

SALVI. *Arteria dorsalis pedis ; ricerche morfologiche e comparative*. In : *Atti della Societa Toscana di Scienze Naturali*. Pise, 1900, p. 13.

VIANNAY. *Notes sur l'anatomie de l'artère pédieuse*. In : *Echo Médical de Lyon*, 15 janvier 1902, p. 21.

Nous aurons fréquemment à citer ces ouvrages qui ont apporté une collaboration précieuse et des vues nouvelles sur ce point de l'anatomie.

tère dorsale du pied, le ligament frondiforme, ou en *Y* du tarse. Ce serait sous ce ligament que l'artère tibiale antérieure changerait de nom. Mais tandis que les uns choisissent le bord supérieur du ligament, d'autres prennent le bord inférieur du chef supérieur, d'autres encore l'interstice qui sépare les deux chefs supérieur et inférieur : beaucoup enfin se contentent de dire que l'artère dorsale du pied commence sous le ligament annulaire, sans plus de précision.

De là des appréciations assez contradictoires quand il s'agit des mensurations de l'artère, du lieu d'origine des artères collatérales, du niveau de division des branches terminales.

Le ligament annulaire, ou frondiforme, ou en *Y*, ou antérieur, ou en *V*, ou circulaire..... du coude-pied est un mauvais point de repère pour les vaisseaux, les tendons, les nerfs de la région. Il est beaucoup trop variable de forme, de direction, de largeur, de nombre..... pour permettre des appréciations toujours identiques. La richesse de sa synonymie prouve bien, à elle seule, de combien de façons on peut envisager sa description.

Aussi, à l'exemple de Toussaint et d'autres auteurs, pensons-nous qu'il est préférable de prendre comme point de repère, pour les éléments du coude-pied, l'interligne articulaire tibio-tarsien. Il y a là un point qui est constant, toujours identique à lui-même, qui ne prête à aucune discussion, et qui permet, par conséquent, de prendre des mesures exactes.

Et nous dirons, que l'artère dorsale du pied commence, sous le ligament annulaire, au niveau de l'interligne tibio-tarsien.

I

DESCRIPTION DE L'ARTÈRE DORSALE DU PIED

Il n'est peut-être pas d'artère, dans tout le corps humain, qui présente autant de variations que l'artère dorsal du pied. M. Panas a pu écrire, sans grande exagération : « autant de sujets, autant de variétés. »

La diversité de ces dispositions très différentes les unes des autres, n'a pas été sans occasionner quelque confusion chez les anatomistes qui se sont occupés de la question : elle explique aisément les contradictions que l'on remarque dans les descriptions données dans les livres, depuis les vieux écrits de Colombo, de Luschka, de Winslow, de Tiedemann, jusqu'aux travaux modernes tels que ceux de Testut, Romiti, Gegenbaur. De là, une grande abondance de dénominations données aux mêmes vaisseaux et nous avons compté jusqu'à quinze appellations pour l'artère dorsale du tarse. De là encore ce fait très curieux et très fréquent de gravures anatomiques, dessinées d'après nature, et ne correspondant pas du tout à la description qu'elles sont chargées d'expliquer.

Cependant il s'est constitué peu à peu, dans les traités anatomiques, une description *classique* qui a été adoptée sans discussion par presque tous les auteurs tant français qu'étrangers.

Voici en résumé cette description dite *classique*. L'artère dorsale du pied se dirige, dans un trajet rectiligne, vers le sommet du premier espace interosseux, où elle s'enfonce pour se réunir, à plein canal avec l'artère plantaire externe. Elle donne par son bord interne des artères sans nom et l'artère du premier espace ; par son bord externe, deux branches importantes qui affectent la forme d'arcade, l'artère dorsale du tarse, et l'artère dorsale du métatarse, de laquelle naissent les artères interosseuses des 2e, 3e et 4e espaces.

Déjà la thèse de Toussaint a démontré que cette description ne concordait pas avec la majorité des faits ; Salvi, allant plus loin, a établi une statistique d'après laquelle elle ne correspondait qu'à un tout petit nombre d'observations.

Mais, malgré ces travaux, la question n'a pas été résolue d'une façon définitive, et nous pensons qu'il y a lieu de revenir une fois de plus sur ce détail d'anatomie.

Le système artériel du pied est en voie d'évolution et n'a pas encore atteint sa disposition définitive. C'est pour cela que ses variations sont si nombreuses. De même les artères de la main sont très variables pour cette raison. M. le professeur Poirier (1) a écrit excellemment : « Toute anomalie artérielle nous apparaîtra comme un arrêt à une étape quelconque de l'évolution phylogénique. Dans ces conditions, on s'expliquera facilement que ce soit au niveau des parties les plus jeunes au point de vue phylogénique, c'est-à-dire, chez l'homme au niveau de la main et du pied, que se rencontrent surtout les variations artérielles, comme du reste les variations musculaires. »

L'erreur des anatomistes jusqu'à présent a été de vouloir ramener, à un type unique et schématique, des variétés aussi nombreuses et si diverses. Nous pensons que, dans l'état actuel de nos connaissances, il n'est pas possible de rattacher à un seul modèle des dispositions si différentes.

Il convient d'établir un certain nombre de types qui marquent pour ainsi dire les étapes successives qu'a dû suivre le réseau artériel du pied, depuis son stade primitif, pour arriver à son arrangement dé-

(1) Poirier. *Traité d'anatomie*, t. II, p. 636.

finitif. C'est ce que nous allons essayer de faire dans les pages qui vont suivre.

Mais nous nous empressons d'ajouter que chacun de ces types présente des variantes très nombreuses. Le but, que nous allons essayer d'atteindre, est de chercher à expliquer la morphogénie de ces artères, en nous appuyant, d'une part, sur l'anatomie comparée et, d'autre part, sur l'observation d'un très grand nombre de sujets.

Division de l'artère dorsale du pied. — L'artère dorsale du pied suit en général la direction rectiligne de l'artère tibiale antérieure. Parfois elle forme une courbe a concavité interne, peu après son origine. Après un trajet variable, mais qui dans la majorité des cas est de deux à trois centimètres, elle se divise en ses deux branches terminales : 1° l'artère dorsale interne *(arteria dorsalis ou tarsea medialis* des auteurs allemands et italiens) ; 2° l'artère dorsale externe (*arteria dorsalis ou tarsea lateralis* de ces auteurs).

Il est intéressant de rechercher à quel niveau s'opère cette division ; le point de repère étant l'interligne articulaire.

	Toussaint 67 obs.	L'auteur 165 obs.	Musées 80 obs.	Total 312	°/°
Au niveau de l'interligne.	12	27	5	44	14,1
A 1 centimètre au-dessous.	10	28	11	49	14,2
2 — —	22	72	35	129	41,6
3 — —	8	17	16	41	14
4 — —	8	8	5	21	7
5 — —	»	3	2	5	
6 — —	1	2	»	2	

Lorque la division s'opère au niveau de l'interligne articulaire, l'artère dorsale du pied commune n'existe pas en réalité et c'est l'artère tibiale antérieure qui se divise en artère dorsale externe et dorsale interne. Mais parfois cette bifurcation peut se faire au-dessus de l'interligne articulaire, jusqu'à cinq centimètres, comme nous l'avons rencontré une fois. Cette disposition a été trouvée

0 fois par Toussaint sur 67 sujets.
3 fois par Salvi sur 200 sujets.
4 fois par l'auteur sur 165 sujets.
1 fois dans les musées sur 80 sujets.

Soit 8 fois sur 512 sujets = 1,5 °/₀.

Nous verrons plus loin toute l'importance que cette variation acquiert en anatomie comparée.

Type I. — *L'artère dorsale interne*, toujours plus volumineuse que l'externe (sauf quelques rares exceptions), continue le trajet de l'artère dorsale commune jusqu'à l'extrémité supérieure du 1er espace intermétatarsien, qu'elle perfore pour s'anastomoser à plein canal avec l'artère plantaire externe.

Elle fournit dans son parcours :

a). *Du côté interne :* 1° Diverses petites artérioles, sans nom et en nombre variable, qui s'anastomosent, sur le bord interne du pied, avec les branches collatérales de l'artère plantaire interne ; 2° L'artère interosseuse du 1er espace.

b). *Du côté externe :* 1° Plusieurs rameaux sans nom dont un cependant mérite une mention spéciale ; nous les nommerons *rameau tarsien médian*, parce qu'il se trouve exactement au centre du plan dorsal du pied. Ce rameau qui naît au-dessus du scaphoïde, ou au niveau de l'articulation scapho-cunéiforme, atteint parfois un certain volume ; après un court trajet transversal il se divise en plusieurs branches, les unes, récurrentes, vont s'anastomoser avec l'artère dorsale externe, les autres, descendantes, se dirigent vers l'extrémité du pied. (Tiedemann et J. Cloquet, qui signalent ce vaisseau, le nomment : *Arcade anastomotique dorsale*) ; 2° l'artère interosseuse du 2e espace dans la proportion de 60 °/₀ des cas.

L'artère dorsale externe se porte obliquement d'arrière en avant et de dedans en dehors, vers le bord externe du pied et ne tarde pas à se résoudre en un certain nombre de vaisseaux qui sont :

1° L'artère du sinus du tarse, dont nous parlerons dans un chapitre spécial ;

2° Deux, trois ou quatre artérioles qui vont s'anastomoser sur le bord externe du pied avec les artères plantaires et malléolaire externe ;

3° L'artère interosseuse du 2e espace (environ 40 fois sur cent).

— 3e —

— 4e —

L'artère collatérale externe du 5e orteil.

L'ordre de naissance de ces vaisseaux est très variable et le hasard seul semble avoir présidé à leur distribution. C'est ce qui caractérise ce type I. Ces vaisseaux, indépendants les uns des autres, ou réunis par des anastomoses transversales, se portent vers l'extrémité du pied.

La figure II de l'étude de H. Von Meyer correspond assez bien à ce type. (Voir figure VIII.)

L'ARTÈRE DORSALE DU PIED

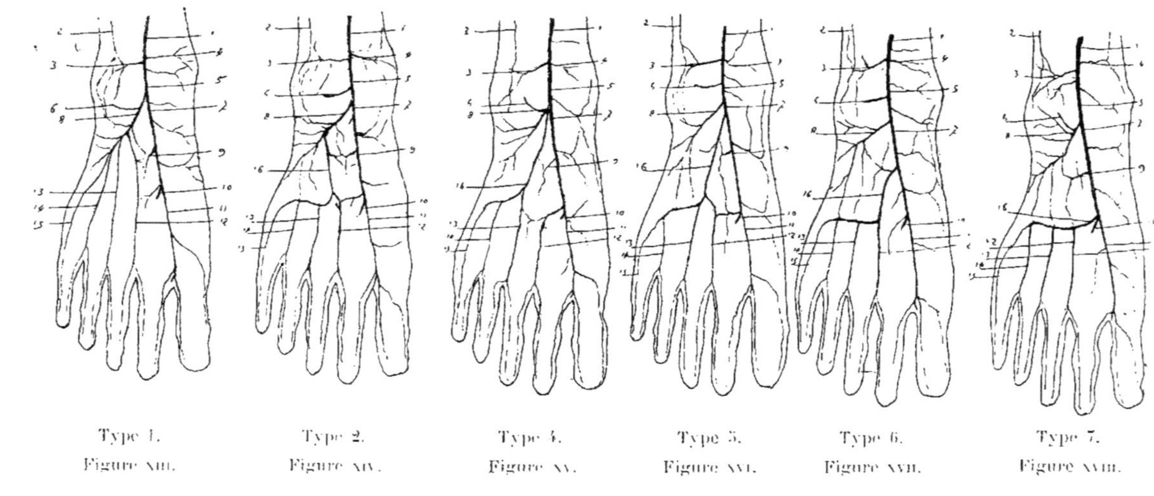

Type 1. Figure XIII.

Type 2. Figure XIV.

Type 4. Figure XV.

Type 5. Figure XVI.

Type 6. Figure XVII.

Type 7. Figure XVIII.

Légende : 1. — Artère tibiale antérieure.
2. — Artère péronière antérieure.
3. — Artère malléolaire externe.
4. — Artère malléolaire interne.
5. — Artère dorsale du pied.
6. — Artère du sinus du tarse.
7. — Artère dorsale interne.
8. — Artère dorsale externe.

Légende : 9. — Rameau tarsien médian.
10. — Artère perforante.
11. — Artère interosseuse du 1er espace.
12. — Artère interosseuse du 2e espace.
13. — Artère interosseuse du 3e espace.
14. — Artère interosseuse du 4e espace.
15. — Artère collatérale externe du 5e orteil.
16. — Tronc commun des artères interosseuses.

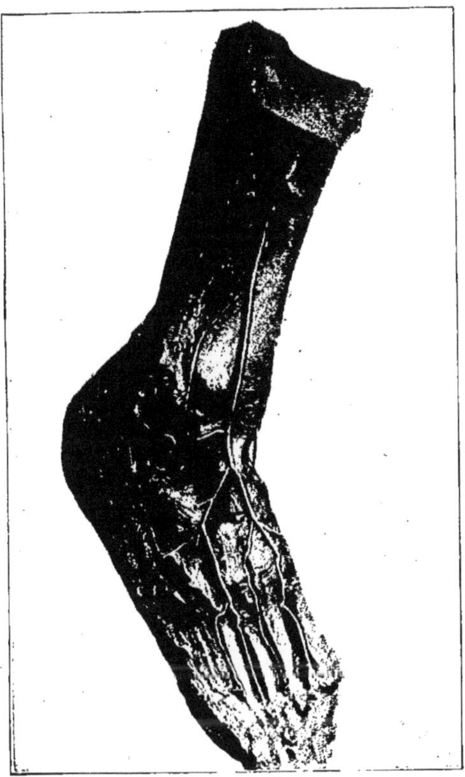

Nous sommes heureux de reproduire ici, avec l'autorisation de son auteur M. le docteur Félix Baudouin, une des excellentes photogravures du livre qui vient de paraître à la librairie Maloine : *Leçons pratiques de dissection* (1).

Cette figure correspond tout à fait à la disposition que nous avons décrite comme constituant notre *type II.* On y verra les artères malléolaires naissant au-dessous de l'interligne articulaire, les artères dorsales du pied externe et interne et, très nettement marqué, le tronc des artères interosseuses fournissant les vaisseaux des 3e et 4e espaces.

(1) *Leçons pratiques de dissection.* Paris, 1905. Maloine, 1 vol. in-8.

Type II. — Souvent les artères interosseuses, au lieu de provenir séparément de l'artère dorsale externe, se réunissent en un tronc commun que nous nommerons : *tronc des interosseuses*. Ce tronc naît à environ 15 ou 20 millimètres de l'origine de l'artère dorsale externe. Il se porte directement, un peu obliquement de dehors en dedans, vers le sommet du 2e espace interosseux ou (plus communément) du 3e. Là, il se recourbe en dehors, formant une arcarde de laquelle se séparent successivement les artères interosseuses. La figure 4 du mémoire de H. Von Meyer correspond à ce type.

C'est cette disposition qui se présente le plus fréquemment dans les dissections, ainsi que le prouve le tableau que nous donnons plus loin.

Les observations de Salvi, de Toussaint, de Viannay, concordent avec les notres. Les gravures des ouvrages de Jamain, Debierre et de beaucoup d'autres reproduisent ce type. (Voir figure XIV.)

Type III. — Le tronc des interosseuses naît tout près de l'origine de l'artère dorsale externe, à une distance de 2 à 10 millimètres et se comporte comme dans le type II.

Type IV. — L'artère dorsale du pied se divise au même point en trois branches terminales, 1o, l'artère dorsale interne ; 2o, le tronc des interosseuses ; 3o, l'artère dorsale externe. Nous avons trouvé cette disposition, qui est rare, sur les deux pieds d'un homme de 28 ans. (Voir figure XV.)

Type V. — Le tronc commun des interosseuses ne naît plus de l'artère dorsale externe, mais de l'artère dorsale interne, tout près de son origine. (Voir figure XVI.)

Les types III, IV, V, servent de transition entre les précédents et ceux que nous allons décrire maintenant.

Type VI. — Assez souvent le tronc des interosseuses prend naissance, sur le scaphoïde, au niveau du petit rameau artériel que nous avons décrit sous le nom de *rameau tarsien médian*. Dans ces cas il se porte vers le sommet du 2e espace (directement ou formant une courbe) où il se recourbe en dehors pour former une arcade comme précédemment. (Voir figure XVII.)

Type VII. — Le tronc des interosseuses se détache de l'artère dorsale interne, au niveau de l'extrémité supérieure du 1er espace, au moment où elle plonge dans cet espace. Il se porte transversalement vers le bord externe du pied, fournissant successivement les 2e, 3e, 4e artères interosseuses et la collatérale externe du 5e orteil.

Ainsi se trouve constituée l'*arcade dorsale du métatarse*, telle que la décrivent tous les livres classiques, qui considèrent cette disposition comme normale. (Voir figure XVIII.)

Dans le tableau ci-joint nous nous proposons d'établir la proportion de ces différents types (1). Le type VIII sera décrit plus loin.

	Nombre d'observat.	Type I	Type II	Typ. III	Type IV	Type V	Type VI	Type VII	Typ. VIII
Toussaint	67	12	22	»	»	»	9	16	2
Salvi.............	200		137				19		plusieurs fois
L'auteur	165	18	56	4	2	2	14	46	2
Pièces des musées..	80	10	29	1	»	2	5	18	2
Total.....	512								

En résumé l'artère dorsale du pied, née au niveau de l'interligne articulaire tibio-tarsien, se divise, après un trajet de deux à quatre centimètres, en deux branches terminales, l'artère dorsale externe et

(1) Salvi lui aussi a divisé les différentes dispositions qu'affecte le réseau artériel dorsal, en trois types. Nous croyons devoir résumer sa classification.

Type I. — C'est la description classique, qui correspond à notre type VII et aussi probablement au type VI.

Type II. — L'*arteria arcuata* du métatarse manque. L'*arteria tarsea lateralis*, égale en volume ou supérieure à l'*arteria medialis*, fournit les trois dernières interosseuses, ou seulement les deux dernières. Ce type correspond à nos types I, II et III.

Type III. — L'*arteria tarsea medialis* est réduite à un tout petit volume et peut être considérée comme une branche collatérale de l'*arteria tarsea lateralis*. « L'*arteria tarsea lateralis*, écrit Salvi, est plus volumineuse que l'*arteria dorsalis pedis (medialis)* qui n'est plus qu'un rameau collatérale de la première et apparait comme une *arteria métatarsea dorsalis* ordinaire semblable aux trois autres qui proviennent de l'*arteria lateralis*. » Ce type ne correspond à aucun des nôtres.

En somme Salvi, et, après lui, Viannay, font jouer un grand rôle au volume respectif des deux artères dorsales interne et externe. Nous ne partagerons pas leur manière de voir, car, à notre avis, ce n'est là qu'un point secondaire dans la morphogénie de ces vaisseaux, et qui peut prêter à des erreurs d'interprétation. Pour notre part, sur 165 dissections, l'artère dorsale interne, dans l'immense majorité des cas, nous a semblé être plus volumineuse que l'artère dorsale externe, même lorsque celle-ci fournissait les trois dernières interosseuses.

l'artère dorsale interne. Ces deux branches sont réunies entre elles par de très nombreux filets anastomotiques, principalement au niveau du scaphoïde, par l'intermédiaire du rameau tarsien médian, et au niveau de la tête des métatarsiens. Les artères interosseuses proviennent des deux artères dorsales, celles du 1er et 2e espaces, le plus souvent de l'artère interne ; celles du 3e et 4e espaces, de l'artère externe.

Anatomie comparée. — *Chez les singes.* — Chez tous les singes le réseau artériel du dos du pied est fourni par l'artère saphène interne. Cette artère, arrivée vers le tiers inférieur de la jambe, se divise en deux branches terminales : une branche superficielle et une branche profonde. Suivant les espèces cette bifurcation s'opère à un niveau plus ou moins élevé de la jambe : au quart inférieur chez les anthropomorphes ; au niveau de la réunion des deux tiers supérieurs avec le tiers inférieur, chez les Macacus cynomolgus ; au milieu de la jambe, chez l'Hapale rosalia ; mais elle a lieu toujours au-dessus de l'interligne articulaire tibio-tarsien.

La branche superficielle, qui est interne, correspond à l'artère dorsale interne de l'homme ; elle descend le long de la face interne du tibia et se dirige vers l'extrémité supérieure du 1er espace interdigital, où elle se divise pour fournir les trois premières collatérales internes des doigts.

La branche profonde, qui est externe, et d'un volume beaucoup plus considérable que la branche superficielle, correspond à l'artère dorsale externe de l'homme. Elle passe sous le ligament annulaire du tarse et se porte directement vers le deuxième espace interdigital, qu'elle perfore pour s'anastomoser avec le réseau plantaire.

Elle fournit sur son trajet : *a) au-dessus du ligament* annulaire, les artères malléolaires qui se portent très obliquement en dehors et en bas ; *b) au-dessous du ligament* : 1° quelques filets artériels qui se portent sur le bord externe du pied, entre autres l'artère du sinus du tarse ; 2° une branche transversale ou en forme d'arcade d'où proviennent, avec des modalités diverses, les artères des derniers espaces interdigitaux.

Entre ces deux artères il n'existe que de très rares rameaux anastomotiques et les deux vaisseaux conservent vis-à-vis l'un de l'autre une indépendance presque complète.

Cette description, forcément schématique, s'applique néanmoins à toutes les espèces de singes. Elle va nous servir pour établir un parallèle avec l'homme.

1. — Chez le singe, l'artère saphène se divise, au-dessus de l'interligne articulaire, vers le tiers inférieur de la jambe ;

Chez l'homme, l'artère dorsale du pied se divise au-dessous de cet interligne. (Nous avons noté déjà que, dans quelques cas, cette division pouvait s'opérer au-dessus de l'interligne.)

2. — Chez le singe, les artères malléolaires naissent au-dessus de l'interligne.

Chez l'homme, elles naissent au-dessous.

3. — Chez le singe, les deux artères sont indépendantes.

Chez l'homme, elles sont réunies entre elles par de très nombreuses anastomoses.

4. — Chez le singe, l'anastomose principale avec le réseau plantaire se fait à travers le deuxième espace interdigital.

Chez l'homme elle s'effectue à travers le premier espace intermétatarsien.

Pourquoi ces différences ?

Le singe se sert de son membre inférieur pour des usages variés : pour la sustentation, la marche, le saut, la préhension. Chez lui, par suite, le pouce jouit d'une grande mobilité et forme comme un article à part. Comme conséquence nous voyons chez le singe un système musculaire très différencié et les muscles propres du pouce très développés. Le système artériel concordera avec cette disposition, sera adapté à la fonction du membre. Il y aura donc une artère spéciale pour le pouce et une artère pour le reste du pied ; ces deux artères se diviseront très haut, et l'anastomose principale avec le système plantaire se fera dans le deuxième espace. De plus, comme la partie du pouce est moindre que le reste du pied, l'artère interne sera moins volumineuse que l'externe. Mais chez les singes supérieurs, les anthropomorphes, qui acquièrent la station verticale, le pied n'est plus guère un instrument de préhension. Il devient avant tout un moyen de sustentation et de marche. Nous voyons donc le pouce perdre peu à peu de sa mobilité et de son indépendance, en même temps que ses mouvements deviennent plus limités ; il y a chez eux un système musculaire moins différencié et par suite, s'il y a encore deux artères, ces artères commencent à se réunir par des anastomoses nombreuses, et le vaisseau interne augmente de volume.

L'homme ne conserve plus pour le pied que les fonctions de marche et de sustentation. Le gros orteil est comme soudé au reste du membre ; son système musculaire propre a disparu en partie. Il y a une fusion de tous les organes du pied, les muscles ne sont plus qu'une seule masse (tel le muscle pédieux dont tous les éléments sont groupés ensemble, tandis qu'ils sont dissociés chez le singe). Les deux artères dorsales, par suite, participent à cette évolution. Elles se divisent plus bas, s'envoient des anastomoses et l'on voit apparaître fréquemment cette arcade dorsale du métatarse qui marque au plus haut degré la perte de l'indépendance des deux segments du pied. Il y a donc tendance à la formation d'un vaisseau unique ; de là l'augmentation de volume de l'artère interne aux dépens de l'externe ; de là la translation de la perforante plantaire du 2e dans le 1er espace.

C'est ainsi, je pense, qu'il faut expliquer la morphogénie du système artériel du dos du pied chez l'homme. Il y a là un phénomène d'adaptation à la fonction ; et l'examen des autres espèces animales va nous fournir un argument nouveau.

Cheval. — Chez le cheval toutes les parties du pied sont soudées en un article unique, le sabot. Nous voyons donc l'artère tibiale antérieure se continuer à plein canal par un tronc unique qui est l'artère pédieuse. De ce tronc partent des rameaux collatéraux sans importance, dont l'un, au dire de Chauveau et Arloing, peut être considéré comme l'homologue de l'artère dorsale externe. L'artère se continue par l'artère perforante qui fournit les artères de la face postérieure du pied et par le collatérale du canon qui est l'homologue de l'artère du 1er espace chez l'homme.

Chez le cheval, dont le pied possède moins de facultés encore que chez l'homme, le système artériel est donc encore plus simplifié.

Ruminants. — Il en est de même chez les ruminants, dont la disposition artérielle est sensiblement semblable à celle du cheval.

Carnivores. — Les carnivores ont les articles du pied assez libres et suceptibles d'accomplir des mouvements limités. Chez eux donc, il y aura, en même temps qu'une dissociation des muscles, une dissociation des artères.

Chez le Canis familiaris, le Felis catus, etc., il existe deux artères dorsales du pied nettement différencées : l'une, profonde, qui provient de l'artère tibiale antérieure ; l'autre, superficielle, formée par l'artère saphène (1).

L'artère dorsale provenant de l'artère tibiale antérieure ressemble

(1) Ellenberger et Baum. *Op. cit.*, trad. Deniker, p. 428. Chez le chien, l'artère saphène, arrivée un peu au-dessus de l'interligne articulaire tibio-tarsien, se divise en deux branches : l'une interne qui fournit l'interosseuse du 1er espace et l'artère collatérale interne du 1er doigt ; l'autre, qui fournit les interosseuses des 2e et 3e espaces. L'artère collatérale externe du 4e doigt est fournie par la terminaison de la branche superficielle de l'artère tibiale antérieure et cette dernière envoie, sur le tarse, une anastomose à l'artère saphène. La même disposition, sauf de légers détails, se retrouve chez le Felis catus d'après nos recherches. Chez les carnivores, les variations des artères du pied paraissent être très fréquentes.

étrangement à celle de l'homme et présente des variations de même ordre ; elle se recourbe en arcade, comme l'artère dorsale du métatarre et fournit ses diverses artères intermétatarsiennes.

On peut donc établir le principe suivant :

Plus l'animal sera susceptible d'accomplir avec ses pieds des mouvements étendus et variés, plus son système musculaire et son système artériel seront différenciés. La perte des mouvements entraîne l'atrophie des éléments et leur fusion.

De quelques autres dispositions de l'artère dorsale du pied. — Nous ne pouvons énumérer ici toutes les dispositions rares qu'affecte l'artère dorsale du pied. Chaque auteur en a cité plusieurs, nous-même en avons trouvé quelques-unes, la plupart n'ont pas un très grand intérêt. Nous nous contenterons de décrire celles qui nous paraissent mériter une attention spéciale.

I. — L'artère dorsale interne est réduite à un tout petit filet qui s'épuise après un trajet de deux ou trois centimètres. Tout le courant sanguin passe par l'artère dorsale externe, très augmentée de volume, et qui semble continuer le trajet de l'artère dorsal commune ; elle forme une courbe assez régulière et vient se terminer dans le 1er espace interosseux. Nous reproduisons ici un schéma de cette variation, d'après une de nos observations ; c'est le type VIII de notre nomenclature. Tiedemann, Bourgery et Jacob (1) Toussaint, Salvi, Viannay, ont rencontré quelquefois cette même disposition (2) qui se présente avec une fréquence de 1,8 %. (Voir figure xx.)

II. — Salvi (3) a vu un sujet chez lequel les artères interosseuses des 2e, 3e, 4e espaces provenaient séparément de l'artère dorsale interne.

III. — Nous avons rencontré une fois un cas dans lequel le courant sanguin se continuait par une forte artère qui se dirigeait vers le bord interne du pied. Les artères dorsales interne et externe naissaient de ce vaisseau séparément et semblaient n'en être que des branches collatérales.

IV. — Toussaint (4) a rapporté une observation dont nous n'avons pas trouvé d'autre exemple dans la littérature anatomique. Il s'agit d'un cas de dédoublement de l'artère dorsale externe.

(1) Bourgery et Jacob. *Atlas* (pl. 50, fig. 5).

(2) La figure 5 de l'étude de H. Von Mayer semble correspondre assez bien à notre type VIII.

(3) Salvi. *Op. cit.*, p. 28.

(4) Toussaint. *Op. cit.*, p. 31. L'observation est accompagnée d'une figure schématique.

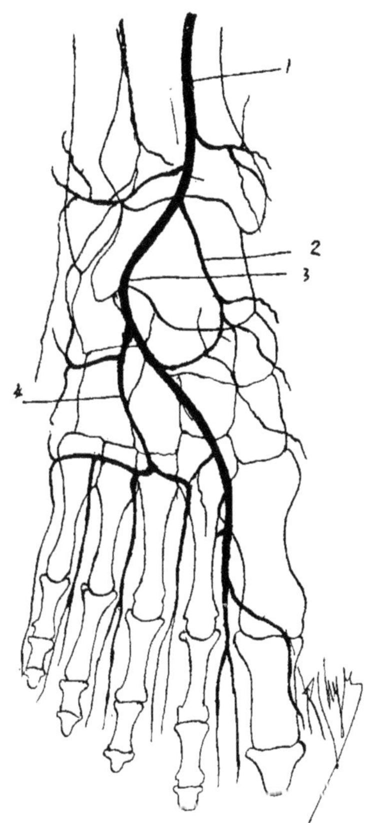

Figure XIX.

Artère dorsale du pied. Type VIII.

Légende : 1. — Artère tibiale antérieure.
2. — Artère dorsale interne.
3. — Artère dorsale externe.
4. — Tronc des artères interosseuses.

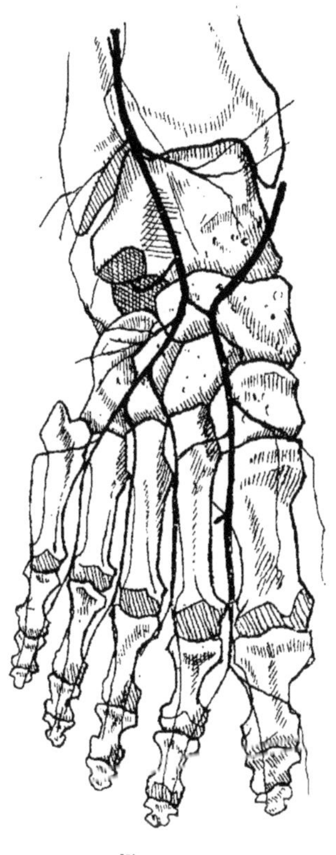

Figure XX.

(D'après J.-M. Dubreuil, *atlas*, pl. XVII.)

Les artères du dos du pied sont fournies en partie par l'artère péronière antérieure et en partie par un rameau issu de l'artère tibiale postérieure.

« La pédieuse est normale quant à son trajet : la dorsale du tarse naît à deux centimètres de l'origine de la pédieuse. Celle-ci, à trois centimètres au-dessous de l'origine de la dorsale du tarse, se dédouble, et forme un nouveau tronc, marchant parallèlement à elle-même. Les deux troncs se réunissent de nouveau en un seul, un peu au-dessus de la partie postérieure du premier espace interosseux. »

Nous avons déjà dit, à propos d'une observation de dédoublement de l'artère poplitée, que nous comptions reprendre plus tard, dans un ouvrage spécial, cette question de la duplicité des vaisseaux artériels.

V. — Hyrtl, et après lui Romiti, ont vu l'artère dorsale commune se diviser en une foule de rameaux, sans qu'il soit possible de distinguer où était l'artère dorsale externe.

VI. — Dans un cas de Salvi (1), l'artère dorsale du pied se trifurquait au niveau du bord inférieur de l'astragale, en trois vaisseaux d'à peu près même volume : 1° l'artère dorsale interne ; 2° l'artère dorsale externe ; 3° l'artère du sinus du tarse, qui était alors d'un volume considérable.

Nous pourrions encore citer bien d'autres variations : nous croyons en avoir assez dit pour prouver qu'elle est l'extrême diversité du réseau artériel du dos du pied : et nous n'avons parlé ici que des vaisseaux importants ! S'il nous fallait entrer dans le détail des petits vaisseaux collatéraux la chose serait vraiment impossible. Nous tâcherons, cependant, plus loin d'étudier quelques-unes parmi les plus constantes de ces branches collatérales.

II

VARIATIONS D'ORIGINE DE L'ARTÈRE DORSALE DU PIED

Lorsque l'artère tibiale antérieure est diminuée de volume les artères de la face dorsale du pied peuvent être fournies soit par l'artère péronière antérieure, soit par l'artère tibiale postérieure.

1. Les artères du dos du pied proviennent de l'artère péronière antérieure. — Normalement il existe une anastomose entre la terminaison de l'artère péronière et l'artère malléolaire externe. A mesure que l'artère tibiale antérieure diminue et que a

(1) Salvi. *Op. cit.*, p. 30.

zone irriguée par ses branches terminales est plus réduite, on voit cette voie anastomotique prendre de plus en plus d'importance.

Elle peut descendre jusqu'au niveau des cunéiformes, sur le bord latéral du pied, et même jusqu'au niveau des métatarsiens pour fournir l'artère collatérale externe du 5e orteil.

A un degré de plus elle peut, augmentée de volume, fournir en plus l'artère du 4e espace. Deux fois nous avons vu l'artère se continuer jusqu'au niveau de la tête du 5e métatarsien, se recourber en dedans, puis s'anastomoser à plein canal avec l'artère dorsale interne. De cette arcade complète partaient successivement les artères interosseuses. Lauth (1), qui a bien étudié les anastomoses des artères du pied, décrit des cas semblables. (Voir figure XXI.)

Plus volumineuse encore l'artère péronière, ne suit plus le bord externe du pied, mais traverse en diagonale le dos du pied pour atteindre l'extrémité du 2e espace interosseux qu'elle perfore pour s'anastomoser avec le réseau plantaire. Il y a donc dans ce cas deux artères, dorsales du pied, l'une provenant de l'artère tibiale antérieure, l'autre de l'artère péronière. Ces deux artères sont relativement indépendantes l'une et l'autre. « Il n'y a donc pas eu anastomose entre nos deux artères, à moins qu'elle ne se soit faite par des rameaux capillaires », écrit Lauth à propos d'un cas de ce genre.

Dans une autre série de variations les deux artères péronière et tibiale antérieures, d'un volume sensiblement égal, se réunissent entre elles et se fusionnent.

Tantôt cette réunion se fait sous forme d'arcade ou d'anse, de laquelle sort un vaisseau unique qui n'est pas différent de la description que nous avons donnée ; ou bien plusieurs vaisseaux qui se portent vers l'extrémité inférieure du pied. Tels sont les cas rapportés par Lauth, Debierre, Salvi, etc.

Tantôt, au contraire, la réunion se fait à angle plus ou moins aigu du sommet duquel part l'artère dorsale du pied.

Cette réunion peut se faire à des niveaux variables ; sur le cou-de-pied, dans l'espace intermalléolaire (le plus fréquent) ; au niveau de l'astragale (Lauth) ; au niveau du scaphoïde (Salvi) ; au niveau de la tête des métatarsiens (Lauth).

Enfin, lorsque l'artère tibiale antérieure s'épuise au milieu de la jambe, l'artère péronière antérieure assure, à elle seule, toute la nutrition de la face dorsale du pied. Au niveau du coude-pied, sous le liga-

(1) Lauth. *Op. cit.* Dans cet ouvrage l'auteur a remarquablement bien étudié les variations relatives à l'origine de l'artère dorsale du pied ; il a bien mis en lumière ce fait de la suppléance de l'artère tibiale par l'artère péronière et en a montré les degrés.

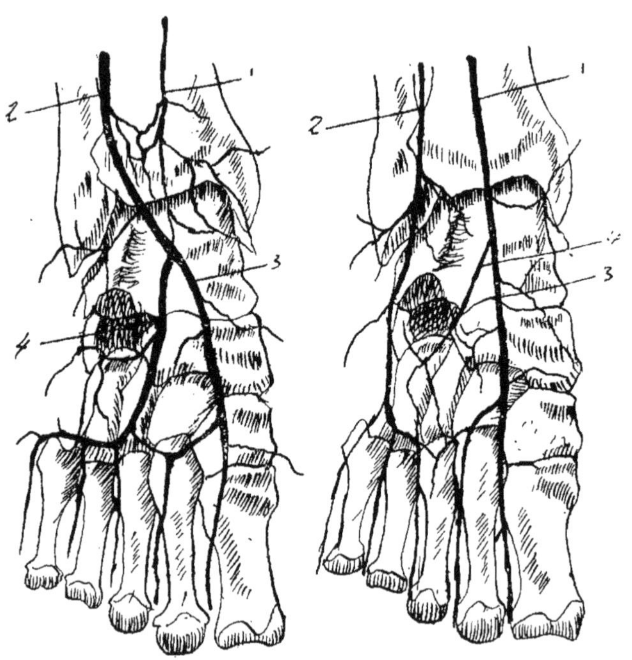

Figure XXI.

L'artère péronière antérieure fournit tout le réseau artérial dorsal du pied.

Figure XXII.

L'artère péronière antérieure et l'artère tibiale antérieure forment sur le métatarse une arcade.

Légende : 1. — Artère tibiale antérieure.
2. — — péronière antérieure.
3. — — dorsale interne.
4. — — dorsale externe.

ment en Y, elle se porte en bas et en dedans, formant en général une courbe régulière et vient, au niveau de l'astragale, prendre la place ordinaire de l'artère dorsale du pied. Elle se divise alors suivant les types décrits plus haut. (Voir figure XXII.)

Cette variation est très fréquente et a été rencontrée par la plupart des anatomistes : J.-M. Dubreuil (4 cas), Tiedemann (4 cas), Theile, Lauth, Sappey, Bourgery (1), Nelaton (2), Cruveilher, Romiti, Viannay, Richet (3), Bussière (4), etc.

Nous pouvons même établir son degré de fréquence au moyen des statistisques suivantes :

Quain	sur 208	pieds, l'a trouvée	6 fois,	soit	2,8 %
Toussaint	— 67	—	5	—	7.4 %
Schwalbe et Pfitzner (5)	— 132	—	7	—	5,3 %
Salvi	— 200	—	6	—	3 %
L'auteur	— 165	—	4	—	2.4 %
Musées	— 80	—	3	—	3.7 %
Total	sur 852	—	31	—	3,6 %

Dans la plupart des cas l'artère tibiale antérieure envoie un très petit rameau anastomotique, qui se jette dans l'artère péronière. Cruveilher a écrit : « Il n'est pas rare de voir la pédieuse naître par deux racines, formées, l'une par la tibiale antérieure, qui est alors beaucoup plus petite que de coutume et comme épuisée au voisinage de l'articulation du pied, l'autre, par la péronière, alors très volumineuse, qui traverse la partie inférieure du ligament interosseux. »

II. **Les artères du dos du pied proviennent de l'artère tibiale postérieure.** — Beaucoup plus rarement c'est l'artère tibiale postérieure qui supplée l'artère tibiale antérieure réduite de volume. Cette suppléance peut s'effectuer de deux façons :

1° Soit au moyen d'un gros tronc artériel, issu de l'artère tibiale postérieure, à son tiers inférieur, qui perfore le ligament interosseux et vient, sur le coude-pied, occuper la position ordinaire de l'artère dorsale du pied (Cruveilher, Meckel, *très rare*) ;

(1) Bourgery. *Atlas*, p. 116.

(2) Nelaton. *Bulletin de la Société d'anatomie*, 1849, t. IX, p. 2.

(3) Richet. *Anatomie chirurgicale*, p. 879.

(4) Bussière. *Journal de médecine de Bordeaux*, 7 février 1904. Dans l'observation de cet auteur, l'anomalie était bilatérale.

(4) Schwalbe et Pfitzner. *Op. cit.*

2° Soit au moyen d'une branche, provenant de l'artère tibiale postérieure, contournant la face interne de la jambe, au-dessus ou au-dessous des malléoles, et venant, sur la face dorsale du pied, donner les différents vaisseaux (J.-M. Dubreuil).

Quelquefois la suppléance n'est pas aussi complète, et l'artère tibiale postérieure ne fait que fournir en partie ou en totalité les branches internes qui sont généralement données par l'artère dorsale interne. Tiedemann a remarquablement dessiné cette variation à la planche XXXVI de son atlas, en montrant le développement exagéré, pris par le *ramus lateralis superficialis pedis internus.*

J.-M. Dubreuil a décrit et reproduit un cas extrêmement curieux et infiniment rare. L'artère tibiale antérieure, fort réduite de volume, s'épuise dans le tiers inférieur de la jambe. Elle est suppléée, d'une part, par l'artère péronière antérieure, qui fournit les 2e, 3e et 4e artères interosseuses, d'autre part, par une branche de l'artère tibiale postérieure, qui contourne la malléole et vient, sur le dos du pied, fournir la 1re interosseuse. Ces deux vaisseaux sont réunis, au niveau du scaphoïde, par une anastomose transversale. (Voir figure XXII.)

III

VARIATIONS DE VOLUME DE L'ARTÈRE DORSALE DU PIED

Lorsque l'artère dorsale est réduite de volume, elle s'épuise, avant d'arriver au niveau des métatarsiens. Les artères interosseuses sont alors fournies par le réseau plantaire au moyen de branches perforantes. Cette disposition est relativement fréquente (1).

Au contraire, lorsque l'artère dorsale est très volumineuse, elle donne des perforantes plantaires considérables, qui vont fournir les artères interosseuses plantaires et même contribuer à la formation de l'arcade plantaire. Nous étudierons, avec plus de détails, cette disposition avec le système plantaire.

(1) Fano. *Bulletin de la Société anatomique*, 1848, p. 32.

IV

VARIATIONS DES BRANCHES COLLATÉRALES DE L'ARTÈRE DORSALE DU PIED

Nous allons étudier successivement dans ce paragraphe :
1° Les artères malléolaires ;
2° L'artère du sinus du tarse ;
3° L'artère du 1er espace interrosseux ;
4° Les autres artères interosseuses ;
5° Les artères dorsales internes.

1° *Artères malléolaires.*

Au nombre de deux, l'une externe, l'autre interne ; l'externe est généralement d'un volume supérieur à l'interne.

Assez souvent elles sont doubles.

Le niveau de leur origine est très variable. Sur 165 observations personnelles, plus 80 pièces des musées, elles naissaient :

	Artère interne	Artère externe
Au-dessus de l'interligne articulaire.	75	94
Au-dessous de cet interligne . . .	122	121
Manquent	38	20

C'est en nous basant sur le tableau précédent que nous avons conclu que les artères malléolaires, placées jusqu'ici parmi les branches collatérales de l'artère tibiale antérieure, doivent plutôt être considérées comme des branches de l'artère dorsale du pied.

Lorsque les artères malléolaires ne sont pas fournies par les artères tibiale ou dorsale du pied, l'externe est toujours suppléée par l'artère péronière antérieure, l'interne par l'artère tibiale postérieure.

2° *L'artère du sinus du tarse* (1).

L'artère du sinus du tarse est un vaisseau qui, comme son nom

(1) Parmi les principaux travaux originaux sur ce sujet, il convient de citer les suivants.

l'indique, traverse le sinus du tarse et s'anastomose avec une autre artère issue de l'artère tibiale postérieure. Il y a donc là une voie de communication importante entre le réseau artériel de la face antérieure de la jambe et du pied et celui de la région postérieure.

Et cependant, cette artère a été passée sous silence par la plupart des anatomistes classiques.

Elle est décrite et figurée dans les vieux atlas de Caldani (1), Tiedemann (2), et dans les traités de Haller (3), Luschka (4), Henle (5), Theile (6).

Hyrtl est le premier auteur qui en ait donné une description complète en 1864. Il l'a considérée comme constante et, à propos de ses variations, a signalé toute l'importance morphologique qu'elle peut présenter.

En France, Toussaint, dès 1879, sans connaître, semble-t-il, le travail de Hyrtl, attire de son côté l'attention sur cette même artère et en donne une description que nous croyons devoir reproduire :

« Cette artère, que nous avons rencontrée d'une manière constante sur toutes les pièces que nous avons disséquées et sur celles que nous avons pu voir dans les différents musées, est une petite branche, tantôt unique, tantôt double, qui naît soit au niveau même de l'interligne articulaire tibio-tarsien, soit à 0[m] 01 au-dessous. Rarement cette artère vient de la dorsale du tarse. Arrivée dans le sinus du tarse, elle s'y enfonce profondément et va apporter la nutrition à toute la masse graisseuse et ligamentaire contenue en cet endroit. Jusqu'alors on n'a pas attiré assez l'attention sur son existence, c'est pourquoi nous y insistons en proposant de lui donner le nom d'*artère du sinus du tarse*. »

Leboucq, en Belgique, en 1886, reprend la question dans un important travail : « Le vaisseau perforant du sinus du tarse, dit-il, se re-

Hyrtl. *Normale und abnorme Verhältnisse des Schlagadern des Unterschenkels*. Denkschr. d. Wien. Akad. 1864, p. 32 et 36, taf. IX, fig. 31.

Toussaint. *Op. cit.*, p. 16.

H. Leboucq. *Sur la morphologie du carpe et du tarse*. In : *Anatomischer anzeiger centralblatt*, année 1886, p. 17.

Salvi. *Op. cit.*, p. 22.

(1) Caldani. *Icones anatomicæ*, 1801-1808, t. III.

(2) Tiedemann. *Op. cit.*, taf. XXXIV, fig. 3.

(3) Haller, *Icones anatomicæ*, p. 37.

(4) Luschka. *Die anatomie der glieder des Menschen*. III, I, p. 456. Tubingen, 1865.

(5) Henle. *Gefäss.*, fig. 101.

(6) Theile. *Op. cit.*, p. 568.

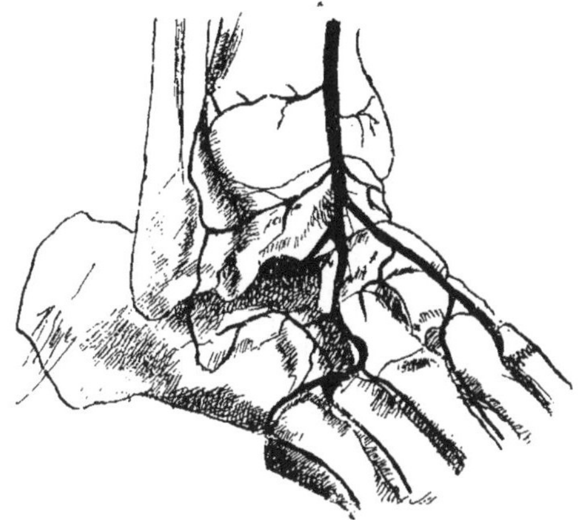

Figure XXIII.

Origine de l'artère du sinus du tarse.
(En partie d'après Salvi.)

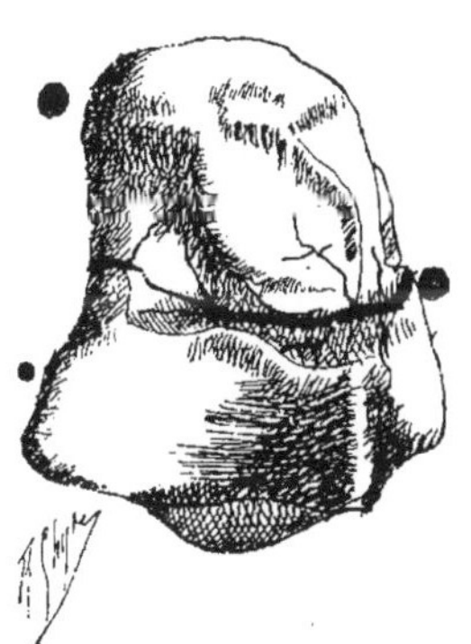

Figure XXIV.

L'artère du sinus dans le sinus du tarse et son anastomose avec le rameau provenant de l'artère tibiale postérieure.

trouve normalement chez l'homme adulte. La plupart des auteurs ne signalent même pas une petite artériole naissant ordinairement de la dorsale externe du tarse, immédiatement à son origine, pouvant aussi naître d'une autre artère du pied. Si petite qu'elle soit, cette artériole est constante. On peut la poursuivre dans le sinus du tarse et régulièrement on la voit arriver à la plante du pied, où elle s'anastomose avec l'artère plantaire interne ou un de ses rameaux. »

Salvi, résumant les travaux antérieurs, sauf celui de Toussaint qu'il ne cite pas, et apportant les résultats de ses recherches personnelles, a donné, en 1900, une bonne description de ce vaisseau et l'accompagne de fort belles gravures. Salvi le fait provenir le plus souvent de l'artère dorsale externe et lui donne le nom d'artère anastomotique du tarse : « Do a questa arteria il nome di arteria anastomica tarsi. »

Nous critiquerons cette dénomination donnée par l'auteur italien à ce vaisseau. D'abord il y a d'autres voies anastomotiques tarsiennes entre le réseau dorsal et le réseau plantaire du pied, et le nom *arteria anastomica tarsi* pourrait leur être appliqué également ; de plus, ce nom n'indique pas du tout la situation du vaisseau, ni que l'anastomose se fait à travers le sinus du tarse. Enfin Toussaint, dès 1879, a donné le nom d'*artère du sinus du tarse ;* il y a en faveur de l'auteur français un droit de priorité incontestable, d'autant plus que ce nom a l'avantage de bien spécifier le parcours du vaisseau. C'est donc ce nom que nous retiendrons. D'ailleurs, Hyrtl avait déjà nommé cette artère : *ramus ad sinum tarsi.*

Le professeur Poirier (1), dans son *Traité d'angéiologie*, ne fait que reprendre le travail de Hyrtl. Le professeur Testut (2), depuis la 4e édition de son *Traité d'anatomie*, reproduit les conclusions de Salvi. Ni l'un ni l'autre n'apportent de documents nouveaux sur la question.

D'après les extraits que nous venons de donner, les opinions des auteurs sont assez divergentes pour ce qui est du lieu d'origine de l'artère du sinus du tarse. Les uns, comme Theile et Hyrtl, en font une branche de l'artère malléolaire externe ; les autres, comme Toussaint, en font une collatérale de l'artère dorsale près de son origine ; d'autres, comme Lebouecq et Salvi, la font naître de la dorsale externe.

Nous avons cherché, à notre tour, à solutionner cette question. Voici quel est le résultat de ces recherches, portant sur 135 pieds ; nous y avons joint une statistique, que nous avons composée d'après

(1) Poirier. *Op. cit.*, p. 843.
(2) Testut. *Op. cit.*, 5e édition, p.

les pièc s des musées, et une autre tirée du travail de Toussaint et portant sur 19 cas :

Toussaint	L'auteur	Musées	Total		%
9	73	34	116	naissait de l'artère dorsale du pied.	50 %
3	45	28	76	— dorsale externe.	32,5%
4	10	9	23	— malléolaire ext^{e}.	10 %
3	7	9	19	— péronière antér^{e}.	7,5 %
			234		

Nous conclurons donc de ce tableau, qu'il est préférable de classer l'artère du sinus du tarse comme une des branches de l'artère dorsale du pied. Et nous profitons de la circonstance pour faire remarquer une fois de plus l'extrême variabilité de ces petites artères du réseau dorsal du pied.

Embryogénie. — Chez l'embryon, l'artère du sinus du tarse a un volume relativement considérable et forme une voie anastomotique très importante entre l'artère tibiale antérieure et l'artère tibiale postérieure. A mesure qu'il avance en âge, le sinus du tarse s'atrophie et, parallèlement, l'artère.

Voici ce qu'écrit Leboucq (1) : « Le plus jeune fœtus humain chez lequel j'ai trouvé les éléments du tarse différenciés avait 12 millimètres de long..... Un large espace sépare l'astragale de calcanéum. Un volumineux vaisseau sanguin perfore cet espace. A partir des fœtus de 18 et 20 millimètres, le sustentaculum se développe et le sinus du tarse se retrécit ; le vaisseau perforant subit le même sort. »

Salvi insiste sur le même phénomène (2).

Trois recherches personnelles nous permettent d'accepter complètement les idées de Leboucq. Elles ont portées sur trois embryons : deux de 4 mois, et un de 4 mois et demi à cinq mois. Sur deux, l'artère du sinus avait un volume très peu inférieur à celui de l'artère dorsale

(1) Leboucq. *Op. cit.*, p. 17 et 18.

(2) Salvi. *Op. cit.*, p. 25. « Chez un embryon humain de 22 millimètres, voici ce que j'ai observé : Le *sustentaculum tali* est peu développé et il existe un large canal à travers le tarse. Dans ce canal il existe un gros vaisseau qui, suivant la coupe, apparait évidemment comme une arcade artérielle anastomotique entre le système de l'artère tibiale antérieure et celui de l'artère tibiale postérieure. »

du pied. Sur le troisième elle était réduite à une toute petite branche.

Sur des fœtus plus âgés, la différence de volume entre les deux vaisseaux augmente progressivement au profit de l'artère dorsale du pied.

Quelquefois chez l'adulte, l'artère du sinus peut présenter un fort développement. Hyrtl, entre autres, cite un cas où elle constituait un vaisseau volumineux, qui allait renforcer les artères postérieures du membre. Nous-même, dans deux ou trois observations, nous l'avons vu avoir un volume important.

Il est maintenant utile de rapprocher la disposition normale de l'homme avec les dispositions que l'on rencontre dans les différentes espèces animales.

Anatomie comparée. — *Singes.* — Chez les anthropoïdes, l'artère du sinus du tarse existe à l'état rudimentaire. Eissler (1) la signale chez le gorille.

Nous l'avons trouvée chez tous les singes que nous avons examinés : Macacus cynomolgus, Ateles ater, Rhesus nemestrinus, Hapale rosalia. Chez tous elle était réduite à un vaisseau de petit volume. Chez un Macaque cependant elle avait un certain développement.

Salvi a bien étudié ce vaisseau dans la série des singes. Lui aussi l'a trouvé plus ou moins développé chez toutes les espèces et, en général, il affecte la même disposition que chez l'homme. Les variations qu'il signale sont de peu d'importance ; elles ont trait au mode d'origine de l'artère. Chez le Rhesus nemestrinus, elle naîtrait de l'artère malléolaire externe. (Chez ce même animal nous l'avons vu naître de l'artère dorsale profonde.)

Rojecki n'a pas recherché la présence du vaisseau en question chez le Macacus sinicus.

Carnivores. — Chez le Felis catus et le Canis familiaris, l'artère du sinus du tarse serait insignifiante, d'après nos recherches.

Rongeurs. — Salvi signale la présence d'une artère du sinus assez volumineuse chez le Lepus cuniculus ; chez cet animal elle proviendrait de l'artère dorsale interne.

Ruminants. — L'artère existe peu développée chez l'Ovis aries. D'après Salvi elle serait très volumineuse chez le Bos taurus, mais il semble confondre, avec l'artère du sinus, l'artère pédieuse perforante. Celle-ci est l'homologue des artères perforantes des espaces intermétatarsiens de l'homme (2).

(1) Eissler. *Das Gefäss. u. periphere Nervensystem des gorilla*, Halle, 1890.

(2) Chauveau et Arloing. *Traité d'anatomie comparée des animaux domestiques.*

Cheval. — Chez le cheval et l'âne, par contre, l'artère du sinus est volumineuse et est une voie anastomotique importante entre les vaisseaux antérieurs et les postérieurs.

Salamandre. — Leboucq signale la présence de l'artère du sinus chez la salamandre, chez laquelle le vaisseau perforant persiste pendant toute la vie.

3° *L'artère interosseuse du premier espace.*

On trouve dans les auteurs classiques, des descriptions fort différentes les unes des autres de l'artère interosseuse du premier espace. Dans son traité d'angéiologie, M. le professeur Poirier a donné de ce vaisseau une description nouvelle, qui nous semble, d'après nos observations, correspondre à la majorité des faits. Nous reproduisons cette description.

« L'artère naît de la partie terminale de la pédieuse, au moment où cette artère plonge dans le premier espace interosseux. Son volume est beaucoup plus considérable que celui des autres interosseuses. Cette artère chemine dans le premier espace, sur la face dorsale du premier interosseux ; arrivée au niveau de l'articulation métatarso-phalangienne du gros orteil, elle donne deux branches : l'une, interne, forme le tronc commun des deux collatérales dorsales du gros orteil ; l'autre, externe, constitue la collatérale dorsale interne du deuxième orteil. Aussitôt après avoir formé ces deux branches, que l'on ne doit pas considérer comme branches terminales, elle devient verticale, se dirige vers la plante, constituant ainsi la perforante antérieure du premier espace, et se bifurque en deux branches terminales : l'une, interne, est le tronc commun des collatérales plantaires du gros orteil ; l'autre, externe, est la collatérale plantaire externe du deuxième orteil. Au niveau de sa bifurcation, elle reçoit l'interosseuse plantaire du 1er espace. C'est l'interrosseuse dorsale, et non l'interosseuse plantaire qui donne les trois collatérales plantaires internes des orteils. »

Variations. — L'artère interosseuse du 1er espace peut naître de l'artère dorsale du pied, pendant le trajet vertical de celle-ci à travers l'espace interosseux.

Elle peut naître d'un tronc commun avec l'artère interosseuse plantaire et, ce cas nous semble assez fréquent, puisque nous en avons noté 14 observations sur 155 pieds.

Lorsque le réseau artériel dorsal est atrophié, elle provient de l'arcade plantaire.

Le niveau où elle devient verticale, est assez inconstant. Le plus souvent c'est au niveau de l'articulation métatarso phalangienne. Mais fréquemment elle peut le devenir en arrière de ce point, dans toute l'étendue de l'espace interosseux.

Quatre fois l'artère interosseuse du 1er espace était double. Les deux vaisseaux étaient situés parallèlement l'un à l'autre.

Le mode d'origine des artères collatérales des orteils est très variable. La disposition indiquée dans l'ouvrage du professeur Poirier est cependant la plus fréquente.

Notre attention a été attirée sur le mode d'origine de l'artère collatérale interne dorsale du gros orteil. Voici les résultats obtenus, appuyés sur 140 observations :

72 fois, elle naissait d'un tronc commun avec la collatérale externe.

45 fois, elle naissait directement de l'artère interosseuse, à des niveaux variables.

17 fois, elle naissait de l'artère dorsale externe du pouce.

6 fois, elle provenait d'une artère plantaire qui contournait le bord interne du gros orteil.

4° *Les autres artères interosseuses.*

Les artères interosseuses des 2e, 3e, 4e espaces intermétatarsiens se dirigent d'une façon rectiligne, dans l'espace correspondant, accolées généralement au bord externe des os métatarsiens. Chacune fournit les branches collatérales dorsales des deux orteils.

Elles envoient au réseau artériel plantaire deux anastomoses : l'une, postérieure ou supérieure située à la partie supérieure de l'espace interosseux ; l'autre, antérieure, située au niveau de l'articulation métatarso-phalangienne. La première est constante ; la seconde manque très souvent.

Lorsque le réseau artériel dorsal est atrophié, les interosseuses dorsales sont fournies par le réseau plantaire. Cette suppléance est complète ou incomplète. Dans le premier cas, elle s'opère par le moyen de l'artère perforante supérieure ; dans le second, par le moyen de l'artère perforante antérieure.

L'artère collatérale dorsale externe du petit orteil a une origine assez variable. D'après une statistique personnelle basée sur 155 observations :

91 fois, elle parvenait séparément du réseau artériel du dos du pied.

44 fois, elle naissait d'un tronc commun avec l'artère interosseuse du 4ᵉ espace.

20 fois, elle provenait de la face plantaire du pied, par le moyen d'un vaisseau qui contournait le bord externe de l'orteil.

3° *Artères dorsales internes.*

Les anatomistes ont essayé parfois de donner une description méthodique de ces artères internes, branches de l'artère dorsale interne. Les variations de ces artères sont telles, qu'il est à peu près impossible de les classer de façon pratique.

Il semble, cependant, qu'il y ait toujours un vaisseau, un peu plus volumineux que les autres, qui naîtrait au niveau du scaphoïde. C'est ce vaisseau que certains auteurs ont nommé artère dorsale du tarse interne par opposition à l'artère dorsale du tarse externe.

Nous avons déjà dit que l'artère collatérale interne du gros orteil, pouvait venir directement de l'artère dorsale interne à un niveau assez variable.

Nous avons rencontré une disposition assez curieuse, et qui mérite d'être signalée. L'artère dorsale du pied, après un parcours de 3 centimètres, se trifurquait en trois branches, d'à peu près égal volume : deux étaient les artères dorsales externe et interne ; la troisième était un gros vaisseau qui se portait en bas et en dedans, puis longeait le bord interne du pied pour se diviser en un certain nombre d'artérioles. Il assurait à lui tout seul la circulation sanguine du bord interne du pied, et l'artère dorsale interne ne fournissait aucune branche collatérale interne.

Quelquefois ces artères internes sont fournies par le réseau plantaire ou par l'artère tibiale postérieure, au moyen du *ramus lateralis superficialis pedis internus*, de Tiedemann, anormalement développé. Nous avons déjà eu l'occasion de parler de cette disposition.

NOTE D'ANATOMIE PATHOLOGIQUE

Nous avons été frappés, au cours de nos nombreuses dissections du réseau artériel du pied, d'un fait qui, jusqu'alors, croyons-nous, n'a pas été très remarqué et sur lequel nous voulons simplement attirer l'attention.

C'est la grande fréquence de la sclérose des artères du pied et plus particulièrement des artères dorsales.

Sans exagération, on peut affirmer que, sur la moitié des sujets ayant dépassé l'âge de trente ans, on rencontre des lésions du sclérose, plus ou moins étendues, dans l'une ou l'autre des artères du pied et principalement dans les artères interosseuses et collatérales des orteils.

Mais, ce qui a surtout retenu notre attention, c'est la précocité de ces lésions athéromateuses.

Il n'est pas rare de constater déjà de l'artério-sclérose du pied, chez des jeunes hommes de vingt à ving-cinq ans, alors que tout le reste de l'arbre artériel ne semble pas être encore touché.

Nous croyons bon de reproduire ici deux de nos obervations typiques, en les résumant toutefois.

1re observation. — Mar. Br.... 25 ans et demi, maçon de son état, meurt de pneumonie à l'Hospice-Général de Tours, le 7 mars 1902. Il nous a été difficile de reconstituer ses antécédents personnels ; il semble toutefois qu'il ait eu, à différentes reprises, des affections pulmonaires.

En disséquant les membres inférieurs de cet individu, nous sommes frappés immédiatement par l'état des artères interosseuses, aussi bien sur le pied droit que sur le pied gauche. *Elles étaient fragiles comme du verre* et se brisaient lorsque nous voulions les saisir avec une pince. A la coupe, la lumière des vaisseaux était réduite considérablement. Recherchant s'il n'y aurait pas d'autres lésions de sclérose dans le reste de l'arbre artériel, nous ne trouvons aucune trace d'athérome ni aux artères coronaires, ni à l'aorte, ni aux gros vaisseaux du cou. Il semble que les lésions aient été limitées au pied.

2e observation. — Louis R..., décédé à l'Asile d'aliénés de Tours, en avril 1903, à l'âge de 24 ans, avait été jardinier. Était entré à l'asile à la suite de troubles mentaux que nous ne pouvons définir, faute de renseignements suffisants. Était alcoolique.

En disséquant son pied gauche, nous constatons des lésions athéromateuses qui ont envahi presqu la totalité du réseau artériel. Ce sont surtout les artères collatérales des orteils qui sont atteintes. Elles sont aussi fragiles que dans l'observation précédente.

En recherchant méthodiquement, dans tout le système artériel, s'il y avait d'autres vaisseaux sclérosés, nous ne trouvons aucune lésion ni à l'aorte, ni aux carotides. Il y avait cependant un petit point d'athérome au niveau de l'origine du tronc cœliaque.

Dans ces deux observations, il semblerait donc que la sclérose ait été limitée aux artères du pied. Nous avons d'autres observations, dans lesquelles les lésions étaient survenues sur des sujets très jeunes, avant l'âge de trente ans ; mais elles existaient également dans les artères du pied et dans d'autres points du réseau artériel.

Nous ne voulons pas tirer, dans cette thèse, des conclusions pathologiques de ces faits. Nous n'avons voulu simplement qu'attirer l'attention sur un point qui n'a pas encore été très étudié jusqu'à présent.

La sclérose est EXTRÊMEMENT FRÉQUENTE *aux artères du pied après l'âge de trente ans.*

Elle est précoce et on l'observe souvent avant l'âge de 30 ans.

Elle peut être primitive, en ce sens qu'elle atteint les vaisseaux du pied, alors qu'aucune autre lésion n'existe encore dans le reste du système artériel.

Peut-être, si ces faits étaient plus connus et mieux étudiés, pourraient-ils éclairer d'un jour nouveau, la pathogénie de ces affections si fréquentes du pied et dont l'origine est encore, malgré les théories les plus récentes, si confuse et si discutée : gangrène sénile du pied, mal perforant plantaire, etc., etc.

Nous nous réservons, d'ailleurs, de revenir d'ici peu sur cette importante question, qui présente un réel intérêt pathologique et qui mérite d'être discutée et approfondie.

Mais qu'il nous soit permis cependant de rapprocher ces cas si fréquents d'artério-sclérose du pied, avec les variations anatomiques si nombreuses que présente le système artériel dorsal.

Comme nous l'avons déjà dit, dans ce même chapitre, le système artériel du pied est en voie d'évolution, c'est ce qui explique l'extrême variabilité de ses dispositions anatomiques.

M. le professeur A. Ledouble (1), en 1879, a établi, sur des preuves

(1) A. LEDOUBLE. *De l'Epididymite blennorrhagique dans les cas de hernie inguinale, de varicocèle ou d'anomalie de l'appareil génital*, Paris, 1879. Voir aussi *le compte rendu du XIIIe congrès international de médecine* qui s'est tenu à Paris en 1900.

irréfutables, que les anomalies prédisposaient aux maladies. « L'anomalie des viscères comme cause prédisposante de leur dégénérescence, de leur inflammation, et même de maladies pour les parties voisines, est, en pathologie générale, le corollaire de la grande loi biologique, proclamée par le naturaliste Darwin, la lutte pour l'existence. »

La coïncidence des variations anatomiques et de la sclérose dans les artères du pied, ne serait-elle pas une confirmation de cette loi (1)?

(1) Il est d'ailleurs assez facile de reconnaître chez le vivant la présence de l'artério-sclérose du pied. On n'a qu'à rechercher dans le premier espace interosseux, et on trouvera fréquemment un cordon dur qui peut même faire saillie sous la peau, c'est l'artère interosseuse du 1er espace atteinte d'athérome. Il nous semble qu'il y aurait intérêt à rechercher ce signe chez tout sujet qu'on suppose atteint de sclérose, car, nous le répétons et y insistons, la sclérose se manifeste de façon très précoce aux artères du pied.

LE TRONC TIBIO-PÉRONIER

Le tronc tibio-péronier est une des deux branches terminales de l'artère poplitée. Il commence en général, suivant les auteurs français, au niveau de l'anneau du muscle soléaire; et, suivant les auteurs anglais, au niveau du bord inférieur du muscle poplité.

Après un court trajet, il donne naissance à deux branches, qui sont : l'artère tibiale postérieure et l'artère péronière.

Un certain nombre d'auteurs, entre autres Theile (1) et Quain (2), et, à leur suite, la majorité des auteurs allemands et anglais, ne décrivent pas le tronc tibio-péronier. Ils le considèrent comme le premier segment de l'artère tibiale postérieure et font de l'artère péronière une des branches collatérales de cette dernière. Nous ne partageons pas cette manière de voir, contre laquelle on peut invoquer le grand nombre de cas, dans lesquels l'artère péronière, augmentée de volume, devient l'artère principale de la jambe, et l'opinion de certains auteurs qui pensent que l'on doit décrire, en s'appuyant sur des considérations de morphologie, l'artère péronière comme la continuation de l'artère poplitée (3).

Nous sommes d'avis qu'il n'y a pas lieu d'adopter non plus cette dernière théorie, et nous croyons plus sage, avec les auteurs classiques

(1) Theile. *Op. cit.*, p. 570.

(2) Quain. *Op. cit.*

(3) Cutore et Fischer. *Varieta anatomische.* Catane, 1900. « Cette description, disent ces auteurs, est conforme à la manière de voir de Zukerkandl et de Stieda, qui considèrent l'artère péronière, dont l'absence est très rare chez l'homme, comme le vaisseau principal de la jambe, et comme continuant le trajet de l'artère poplitée. Les deux artères tibiales n'en seraient que des dérivations secondaires. »

Zukerkandl. *Zur anatomie und Entwickelungsgeschichte der arterien des Vorderarms.* In : *Meckel und Bonnets Ergebnisse....* Vol. iv, 1894.

L. Stieda. *Ein Vergleich der arterien des Vorderarms und des Unterschenkels.* Jena, 1894.

français et la grande majorité des auteurs italiens, de conserver au tronc tibio-péronier son individualité et de le décrire à part.

Nous étudierons successivement dans ce chapitre :

I. — Les variations d'origine du tronc tibio-péronier.
II. — Les variations de longueur.
III. — Les variations de ses branches collatérales.

I

VARIATIONS D'ORIGINE DU TRONC TIBIO-PÉRONIER

Absence. — L'absence du tronc tibio-péronier existe dans deux ordres de variations :

1° Lorsque l'artère poplitée se divise en deux branches terminales qui sont l'artère tibiale postérieure et un tronc commun pour l'artère tibiale antérieure et l'artère péronière. Nous avons déjà étudié cette disposition dont nous rappelons seulement la fréquence.

Sur 554 observations, on l'a rencontrée 14 fois, soit, 2,5 %.

2° Lorsque l'artère poplitée se divise en trois branches au même niveau. Ces branches étant l'artère tibiale antérieure, l'artère péronière et l'artère tibiale postérieure.

Nous avons également étudié ce mode de division de l'artère poplitée. Nous avons établi, d'après une statistique, basée sur 481 observations, qu'on ne le rencontrait que dans une proportion de 1 %.

II

VARIATIONS DE LONGUEUR DU TRONC TIBIO-PÉRONIER

Le tronc tibio-péronier peut être augmenté ou diminué de longueur. Mais auparavant il est peut-être utile d'établir quelle est la longueur ordinaire du vaisseau. Sur ce point les auteurs présentent certaines divergences :

J.-M. Dubreuil indique 1,4 à 4 centimètres.
Debierre — 2 à 4 —
Testut — 2 à 4 —
Cruveilhier — 3 à 4 —
Sappey — 4 à 5 —
Poirier — 4 à 5 —
Theile — 5 à 6 —

Parsons et A. Robinson (1) ont bien étudié ce point d'anatomie. Leur statistique porte sur 102 cas, 54 à droite et 48 à gauche.

Longueur du vaisseau	A droite	A gauche	Total	°/o
1/2 pouce	4	8	12	11,7
1 pouce	12	12	24	23,5
1 pouce 1/2	18	14	32	31,3
2 pouces	11	7	18	17,6
2 pouces 1/2	9	6	15	14,7
4 pouces		1	1	

D'après ce tableau, il semblerait que le tronc tibio-péronier se divise à un niveau plus élevé du côté gauche que du côté droit ; mais la différence est minime et on peut la négliger en pratique.

Nos recherches personnelles portent sur 143 observations ; en voici le résultat :

13 fois le tronc tibio-péronier avait moins de 1 c/m, soit 9 °/o
33 — de 1 à 2 c/m — 23,1 °/o
57 — de 2 à 3 c/m — 37,5 °/o
36 — de 3 à 4 c/m — 23,4 °/o
4 — plus de 4 c/m — 2,5 °/o

(1) Parsons et Robinson. *Op. cit.*

Augmentation de longueur du tronc tibio-péronier. — La longueur du tronc tibio-péronier est augmentée lorsque l'artère tibiale antérieure naît au-dessus de l'anneau du muscle soléaire. Nous avons établi, dans un autre chapitre, la fréquence de cette variation.

Mais nous ne nous en tiendrons ici qu'aux cas où l'artère tibiale antérieure naît à son niveau ordinaire. Or, dans ces conditions l'exagération de longueur du vaisseau est un phénomène rare et on en compte les exemples.

Testut rapporte un cas où le tronc tibio-péronier avait 6 centimètres, et un autre, où il atteignait 82 millimètres.

Cruveilher cite un autre exemple où il avait 8 centimètres.

Parsons et Robinson ont trouvé un tronc tibio-péronier long de 4 pouces, c'est-à-dire d'environ 11 centimètres.

Dans deux dissections, nous avons trouvé le tronc tibio-péronier atteindre respectivement 75 et 90 millimètres.

M. le professeur Tillaux nous avait communiqué le dessin d'une observation qui lui était personnelle et qui est restée inédite. Dans ce cas, le tronc tibio-péronier avait une longueur de 95 millimètres.

Tout dernièrement, notre ami A. Feil, externe à l'hôpital de Tours, a trouvé, à l'amphithéâtre de dissection de cette ville, sur la jambe gauche d'une femme, un tronc tibio-péronier qui mesurait exactement 122 millimètres. L'artère tibiale antérieure naissait normalement au niveau de l'anneau du muscle soléaire.

Mais la division des deux grosses artères de la région postérieure de la jambe peut se faire encore beaucoup plus bas.

Cruveilher (1) rapporte un cas de ce genre : « Le tronc tibio-péronier s'étendait jusqu'à la partie interne du calcanéum où il se divisait en artère plantaire interne et en artère plantaire externe. » Dans cette observation il n'y avait en somme qu'un seul vaisseau à la partie postérieure de la jambe, mais on ne saurait dire laquelle des deux artères était absente. Il faut interpréter ce fait comme un cas d'exagération de longueur du tronc tibio-péronier.

D'ailleurs on peut rapprocher de l'exemple de Cruveilher les observations de Tiedemann, de J.-M. Dubreuil, de Bourgery et Jacob.

Tiedemann (2) a vu deux fois le tronc tibio-péronier ne se diviser qu'au niveau du tiers inférieur de la jambe.

J.-M. Dubreuil (3) a vu la division s'opérer au quart inférieur de la jambe.

(1) Cruveilher. *Op. cit.*
(2) Tiedemann. Tal. xxxv, fig. 3.
(3) J.-M. Dubreuil. *Op. cit.*, p. 412 et 413, et *Atlas*, pl. 17, fig. 1.

Bourgery et Jacob (1) reproduisent une des observations de Tiedemann et en citent une nouvelle de Bonamy. Eux aussi les interprètent comme représentant des cas d'absence de l'artère tibiale postérieure.

Diminution de longueur du tronc tibio-péronier. — Les statistiques que nous avons données plus haut indiquent que le tronc tibio-péronier pouvait être très diminué de longueur et n'atteindre que 5 à 10 millimètres.

Anatomie comparée. — Chez les singes, il existe, dans la plupart des espèces, un tronc tibio-péronier. Chez les anthropomorphes il affecte à peu près la même disposition que chez l'homme (2).

Chez l'Ateles ater, le Rhesus nemestrinus, le tronc tibio-péronier est très court et n'a que quelques millimètres de long.

Rojecki (3) remarque, et nous l'avons observé également, que très souvent chez les diverses espèces de macaques, le tronc tibio-péronier n'existe pas et que les trois artères de la jambe naissent au même niveau de l'artère poplitée. Cette disposition rappelle la variation signalée par Quain et par Parsons et Robinson dont nous avons parlé plus haut.

Le tronc tibio-péronier existe aussi, mais toujours très court, chez les carnivores, les rongeurs, les ruminants, les équidés, etc. Nous ne croyons pas devoir insister sur ce point.

III

VARIATIONS DES BRANCHES COLLATÉRALES DU TRONC TIBIO-PÉRONIER

Le tronc tibio-péronier fournit un certain nombre de branches musculaires, entre autres une, toujours plus volumineuses que les autres, qui va irriguer le muscle soléaire. Cette dernière branche parfois peut être fournie par l'artère tibiale postérieure ou par l'artère péronière (4).

(1) Bourgery et Jacob. *Op. cit.*, pl. 50, fig. 3.

(2) Gratiolet et Alix. *Recherches sur l'anatomie du Troglodytes aubryi*. In : *Nouvelles archives du museum d'histoire naturelle*, 1866, t. II. p. 223.

(3) Rojecki. *Op. cit.*, p. 555.

(4) Cf. Cruveilher. *Op. cit.*

Artère nourricière du tibia. — C'est une branche assez considérable, qui naît du tronc tibio-péronier et qui s'enfonce dans le trou nourricier du tibia. Les auteurs ne sont pas d'accord sur son lieu d'origine. Theile (1) en fait une branche de l'artère tibiale antérieure. De fait ce vaisseau présente des variations assez nombreuses : Nous avons cherché à en déterminer la fréquence en examinant 78 sujets.

62	fois il provenait	du tronc tibio-péronier,	soit	79 %
8	—	— de l'artère tibiale postérieure,	—	10 %
4	—	— — antérieure,	—	5 %
1	—	— de l'artère péronière.		
1	—	— — poplitée.		
2	—	— d'une autre origine.		

Testut signale aussi qu'il est fréquent de voir l'artère du tibia provenir de l'artère tibiale postérieure. Cette variation se rencontre surtout lorsque le tronc tibio-péronier est très court.

De son côté Gegenbaur a vu plusieurs fois le vaisseau naître de l'artère tibiale antérieure.

Luschka (2) l'a rencontré comme branche du vaisseau, qu'il a décrit sous le nom de *Ramus supremus*, et que nous avons étudié au chapitre de l'artère tibiale antérieure.

Anatomie comparée. — Chez les singes l'artère du tibia provient le plus souvent de l'artère tibiale postérieure, mais il est utile d'étudier séparément les espèces.

Chez l'Hapale elle provient d'un rameau issu de l'artère grande saphène.

Chez les Macaques, Magots, Rhesus, etc., elle proviendrait de l'artère tibiale postérieure dont elle constituerait une branche importante de division.

Chez les anthropomorphes le vaisseau serait une branche collatérale du tronc tibio-péronier et serait disposé comme chez l'homme.

(1) Theile. *Op. cit.*, p. 573.
(2) Luschka. *Op. cit.*

ARTÈRE TIBIALE POSTÉRIEURE

L'artère tibiale postérieure, branche de bifurcation du tronc tibio-péronier, est le vaisseau principal de la partie postérieure de la jambe. Il se termine, dans la gouttière calcanéenne, en se divisant en ses deux branches terminales : l'artère plantaire interne et l'artère plantaire externe.

Nous avons vu, au chapitre précédent, qu'un certain nombre d'auteurs anglais et allemands, décrivent l'artère péronière comme une branche collatérale de l'artère tibiale postérieure, et considèrent cette dernière comme une des branches terminales de l'artère poplitée.

Nous étudierons successivement dans ce chapitre :

I. — Les variations d'origine de l'artère tibiale postérieure ;
II. — Les variations de volume ;
III. — Les variations de ses branches collatérales.

I

VARIATIONS D'ORIGINE DE L'ARTÈRE TIBIALE POSTÉRIEURE

Nous les avons déjà décrites dans les pages précédentes ; nous ne ferons donc que les résumer.

L'artère tibiale postérieure naît directement de l'artère poplitée, dans les cas où l'artère péronière et l'artère tibiale antérieure naissent par un tronc commun. Cette disposition se rencontre dans une proportion de 2,5 % des sujets.

L'artère tibiale postérieure peut être une des branches de bifurcation de l'artère poplitée lorsque les trois artères de la jambe se séparent au même niveau. Cette disposition se rencontre dans la proportion de une fois sur 100 observations.

Suivant que le tronc tibio-péronier est plus ou moins long, l'artère peut naître à un niveau plus ou moins élevé de la jambe; parfois au tiers ou au quart inférieur du membre.

Absence. — Un certain nombre d'auteurs, Meckel, J.-M. Dubreuil (1), Lauth (2), Quain (3), Bonamy, Bourgery, Poirier, etc., citent des cas où l'artère tibiale postérieure ferait défaut complètement. Dans ces cas, dont beaucoup ne sont décrits que d'une manière tout à fait superficielle ou confuse, nous croyons qu'il s'agit, non pas d'un fait d'absence de l'artère, mais bien de cas de diminution de volume du vaisseau ou d'exagération de longueur du tronc tibio-péronier.

Comme nous le verrons plus loin en effet, l'artère tibiale postérieure peut être réduite à un tout petit vaisseau, long de quelques centimètres seulement.

Pour notre part, nous n'avons jamais rencontré cette variation.

II

VARIATIONS DE VOLUME DE L'ARTÈRE TIBIALE POSTÉRIEURE

Elles peuvent être de deux sortes : ou bien l'artère est atrophiée et réduite à un petit volume ; ou bien elle est augmentée de volume.

1° *Diminution de volume.*

La diminution de volume de l'artère tibiale postérieure est un fait fréquent, puisque, sur un total de 211 observations, Quain rapporte 23 exemples d'atrophie du vaisseau Il faut distinguer deux ordres de faits : ceux dans lesquels l'artère, simplement diminuée de volume, suit quand même son trajet régulier; ceux dans lesquels elle s'épuise avant d'arriver à la partie inférieure de la jambe.

Lorsque l'artère n'atteint pas son diamètre normal, elle peut être renforcée par l'artère péronière ou par l'artère tibiale antérieure.

L'artère péronière renforce sa voisine en lui envoyant des rameaux anastomotiques de distance en distance. Il est constant, dans ces cas,

(1) J.-M. Dubreuil. *Op. cit.*, pl. 17, fig. 1.
(2) Lauth. *Op. cit.*
(3) Quain. *Op. cit.*, pl. 83, fig. 3.

de voir le rameau anastomotique transverse, qui se trouve au-dessus des deux malléoles, très volumineux.

L'artère tibiale antérieure peut renforcer l'artère tibiale postérieure soit au moyen d'artères anastomotiques perforantes, qui traversent le ligament interosseux, soit au moyen de branches collatérales qui contournent le bord interne de la jambe. Nous avons rencontré plusieurs fois l'une et l'autre de ces dispositions.

« Le degré de petitesse (écrit Lauth qui a très bien observé cet ordre de variation) offre d'ailleurs beaucoup de nuances. La diminution peut être très légère et ne devenir bien sensible que parce que l'artère est renforcée par un rameau anastomotique notable que lui envoie une autre artère ou parce que quelques-unes de ses branches habituelles sont fournies par une artère voisine. »

Quain a établi que, sur 23 cas de diminution de l'artère, elle était renforcée 2 fois par l'artère tibiale antérieure et 10 fois par l'artère péronière. D'après nos recherches sur 8 cas de diminution de l'artère, elle était renforcée 4 fois par l'artère tibiale antérieure et 3 fois par l'artère péronière.

Dans tous les autres cas, soit 12 fois, l'artère tibiale postérieure était très grêle et n'atteignait pas le quart inférieur de la jambe.

Dans ces derniers cas, l'artère tibiale postérieure, après un trajet de quelques centimètres s'épuisait dans les muscles de la région et, en particulier, dans le muscle soléaire (1), ou bien elle se prolongeait plus bas et se terminait en s'anastomosant avec l'artère péronière. La figure de l'atlas de Bourgery et Jacob (2), faite d'après une observation de Bonamy, peut être comparée à cette dernière disposition : l'artère tibiale postérieure naissait à son niveau ordinaire et se terminait, au tiers inférieur de la jambe, dans l'artère péronière, qui avait un volume 7 ou 8 fois supérieur.

2° *Augmentation de volume.*

Sur 201 observations, Quain n'a rencontré que 3 cas d'augmentation de l'artère tibiale postérieure. C'est dire que cette variation est très rare. Lauth l'a rencontrée cependant assez souvent, mais n'en indique ni le nombre, ni la proportion. Il y a quelques autres observations dispersées dans la littérature anatomique. Nous n'avons trouvé que deux cas très nets d'augmentation du vaisseau ; notre ami Bourgerette, prosecteur à l'Ecole de Médecine de Tours, nous en a fourni récemment un nouvel exemple.

(1) Hyrtl. *Op. cit*, taf. III, fig. 2, figure un exemple semblable.
(2) Bourgery et Jacob. *Op. cit*, pl. 50, fig. 2.

Dans cette variation, l'artère suit son trajet normal ; son intérêt consiste dans les rapports qu'elle affecte avec les deux autres artères de la jambe. Car, suivant la loi de Sappey, que nous avons déjà citée, l'augmentation du volume d'un des vaisseaux d'un membre, coïncide avec la diminution des autres vaisseaux.

Parfois, l'artère tibiale postérieure supplée ou renforce l'artère péronière au moyen de rameaux collatéraux. Elle peut quelquefois fournir l'artère péronière postérieure.

Nous avons déjà relaté des faits, dans lesquels l'artère tibiale postérieure supplée l'artère tibiale antérieure et fournit l'artère dorsale du pied, soit au moyen de rameaux perforant le ligament interosseux (1), soit par des branches contournant la jambe au-dessus ou au-dessous de la malléole interne (2).

III

VARIATIONS DES BRANCHES COLLATÉRALES DE L'ARTÈRE TIBIALE POSTÉRIEURE

Rameau anastomotique transverse. — Ce rameau, qui réunit les deux artères postérieures de la jambe, se trouve plus ou moins haut au-dessus des malléoles, mais dans la grande majorité des cas, au niveau du tiers inférieur du membre. Il peut être double et les deux vaisseaux sont séparés l'un de l'autre par une distance qui peut atteindre jusqu'à 5 centimètres (3). Le plus souvent, sa direction est transversale, mais il peut aussi, et ceci dans un tiers des cas, avoir une direction oblique.

Le rameau anastomotique transverse acquiert de l'importance lorsque l'une ou l'autre des artères de la face postérieure est atrophiée. C'est par lui, en effet, que les artères se renforcent réciproquement. Lorsque l'artère tibiale postérieure s'épuise avant d'arriver au bas de

(1) Cruveilher. *Op. cit*, p. 176.

(2) J.-M. Dubreuil. *Op. cit.*

(3) Hyrtl. *Op. cit.*, taf. vi, fig. 1-2-3, a rapporté trois exemples très nets de cette variation qui est assez rare, puisque sur 103 observations personnelles, nous ne l'avons rencontrée que 6 fois. Dans la figure 3, Hyrtl reproduit même un cas où il y avait trois rameaux anastomotiques entre l'artère péronière et l'artère tibiale postérieure ; les deux supérieurs étaient transverses, l'inférieur était très oblique.

la jambe, c'est à son niveau que naît, de l'artère péronière, le vaisseau qui doit former les artères plantaires.

Artère malléolaire interne. — Peut être double ; être fournie par l'artère péronière ; manquer, et alors être suppléée par l'artère malléolaire antérieure.

Branches pour la région calcanéenne. — Très variables. Certaines d'entre elles peuvent être fournies anormalement soit par l'artère péronière, soit par l'artère plantaire interne ou l'artère plantaire externe.

Ramus lateralis superficialis pedis internus. — Ce rameau, décrit et figuré par Tiedemann (1), assure la nutrition à la face interne du pied. Il naît dans la gouttière calcanéenne, un peu avant la terminaison de l'artère tibiale postérieure. Dans 32 °/₀ des cas, il provient de l'artère plantaire interne.

Il peut être augmenté de volume et fournir les artérioles qui proviennent normalement de l'artère dorsale interne du pied.

(1) Tiedemann. *Op. cit.*, tab. xxxvi, fig. 5.

L'ARTÈRE PÉRONIÈRE

L'artère péronière commence au moment où se divise le tronc tibio-péronier et se termine en fournissant deux rameaux : l'un, l'artère péronière antérieure ; l'autre, l'artère péronière postérieure.

Nous étudierons successivement dans ce chapitre :

1° Les variations d'origine de l'artère péronière ;
2° Les variations de volume ;
3° Les variations de ses branches terminales :
  a) Artère péronière antérieure ;
  b) Artère péronière postérieure.

I

VARIATIONS D'ORIGINE DE L'ARTÈRE PÉRONIÈRE

L'artère péronière peut naître directement de l'artère poplitée lorsque celle-ci se trifurque.

Assez souvent elle naît par un tronc commun avec l'artère tibiale antérieure.

Lorsque le tronc tibio-péronier est diminué, ou augmenté de longueur, l'artère péronière naît plus ou moins haut ; nous avons vu qu'elle peut naître au tiers inférieur de la jambe.

Cruveilher (1) rapporte le fait suivant : « Dans un cas, l'artère péronière, deux fois plus considérable que la tibiale postérieure, naissait en dedans de cette dernière artère, qu'elle croisait à angle très aigu, pour devenir externe. » Nous avons trouvé un cas absolument semblable. C'est là une variation très curieuse et extrêmement rare.

(1) Cruveilher. *Op. cit.*, p. 175.

II

VARIATIONS DE VOLUME

Les variations de volume de l'artère péronière sont loin d'être rares. Quain, sur 208 sujets, a trouvé :

178 dispositions normales.
24 augmentations de volume.
6 diminutions de volume.

Lauth, de son côté, constate que c'est l'artère péronière qui présente le plus fréquemment des variations de volume. Mais le plus souvent il s'agit d'augmentation.

De notre côté, nous avons trouvé sur 103 dissections :

88 dispositions normales.
10 augmentations de volume.
4 diminutions de volume.

La fréquence de l'exagération de volume de l'artère péronière a amené certains auteurs à considérer ce vaisseau comme l'artère principale de la jambe. Nous avons déjà discuté cette opinion et nous verrons tout à l'heure que cette façon de voir n'est pas en concordance avec l'anatomie comparée.

1° *Variations par excès de volume.*

L'artère suit son trajet habituel ; parfois elle est placée un peu en dedans de sa ligne normale. Elle fournit alors des branches collatérales qui suppléent les artères tibiales ou qui vont s'anastomoser avec elles.

Les deux branches terminales de l'artère sont volumineuses, ainsi que nous le verrons dans le paragraphe suivant.

2° *Diminution de volume.*

L'artère est réduite à un tout petit vaisseau qui s'épuise après un trajet de quelques centimètres. Ces deux branches terminales sont alors fournies par les artères tibiales.

Plusieurs auteurs, entre autres : Lauth, J.-M. Dubreuil, Otto,

Theile, etc., citent des cas d'absence de l'artère péronière. Haller a déjà revoqué en doute ces faits et y a vu une erreur d'interprétation. Nous croyons que là encore il s'agit de faits de division tardive du tronc tibio-péronier, ou d'atrophie de l'artère péronière représentée seulement par un très frêle rameau.

Pour notre part nous n'avons jamais constaté l'absence du vaisseau.

III

VARIATIONS DES BRANCHES TERMINALES DE L'ARTÈRE PÉRONIÈRE

Le niveau de division de l'artère péronière en ses deux branches terminales est très variable. En général elle se produit à la réunion des deux tiers supérieurs avec le tiers inférieur de la jambe. Mais nous avons vu deux fois l'artère se diviser après un trajet de 8 centimètres seulement.

a) *Artère péronière antérieure.*

Augmentation de volume. — Nous renvoyons au chapitre de l'artère dorsale du tarse, où nous avons étudié, dans tous leurs détails, les cas d'augmentation de volume de l'artère péronière antérieure, et la part qu'elle prend dans la formation du réseau artériel du dos du pied.

Diminution de volume. — Très souvent l'artère péronière antérieure est réduite à un tout petit vaisseau, qui ne perfore pas l'espace interosseux et reste dans la partie postérieure de la jambe.

Dans une observation recueillie, il y a peu de jours, à l'amphithéâtre de dissection de l'École de Médecine de Tours, par notre ami Bourgerette, prosecteur d'anatomie, l'artère péronière antérieure se terminait par un petit rameau qui entrait dans un des trous nourriciers du péroné.

Lorsque l'artère ne passe pas sur le devant de la jambe, elle est remplacée par l'artère collatérale inférieure et externe, branche de l'artère tibiale antérieure, sur laquelle nous avons déjà eu l'occasion d'insister. Sur 165 dissections, la suppléance s'opérait de cette façon

SCHÉMA DES VARIATIONS DE VOLUME DES ARTÈRES DE LA JAMBE.

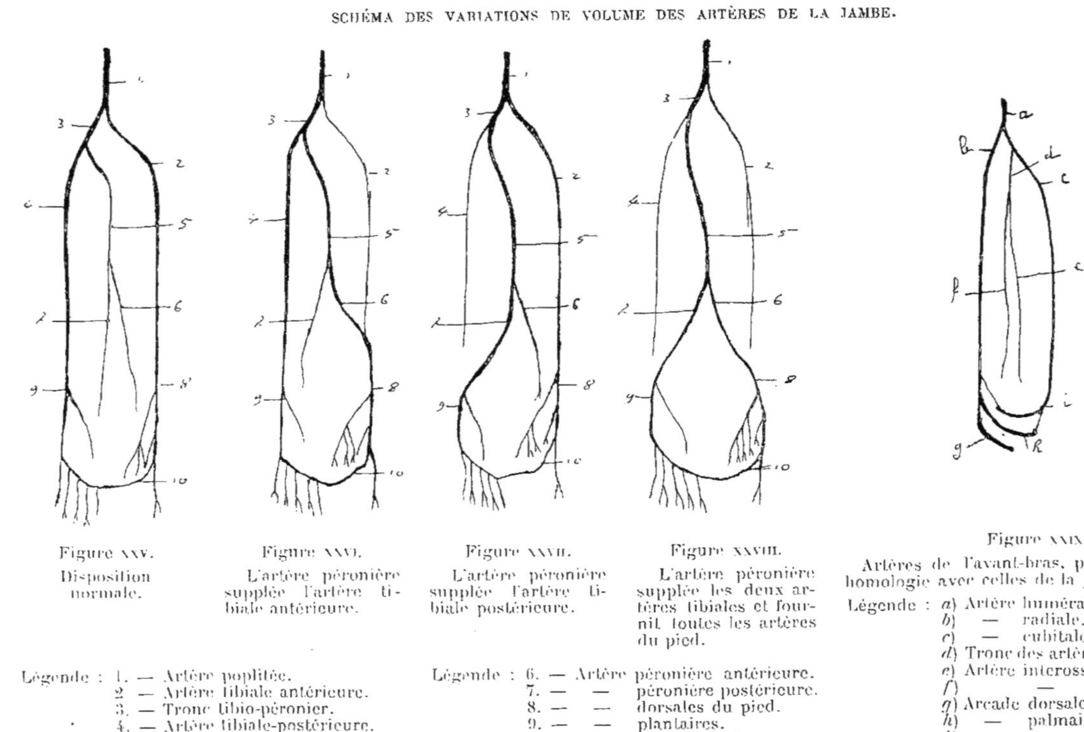

Figure XXV.
Disposition normale.

Figure XXVI.
L'artère péronière supplée l'artère tibiale antérieure.

Figure XXVII.
L'artère péronière supplée l'artère tibiale postérieure.

Figure XXVIII.
L'artère péronière supplée les deux artères tibiales et fournit toutes les artères du pied.

Légende :
1. — Artère poplitée.
2. — Artère tibiale antérieure.
3. — Tronc tibio-péronier.
4. — Artère tibiale-postérieure.
5. — Artère péronière.
6. — Artère péronière antérieure.
7. — — péronière postérieure.
8. — — dorsales du pied.
9. — — plantaires.
10. — Art. perforante du 1er espace.

Figure XXIX.
Artères de l'avant-bras, pour montrer leur homologie avec celles de la jambe.

Légende :
a) Artère humérale.
b) — radiale.
c) — cubitale.
d) Tronc des artères interosseuses.
e) Artère interosseuse antérieure.
f) — postérieure.
g) Arcade dorsale de la main.
h) — palmaire profonde.
i) — — superficielle.

dans 10 cas. Quelquefois, mais rarement, la suppléance se fait au moyen d'une branche, issue de l'artère tibiale postérieure, qui perfore le ligament interosseux (1).

b) *Artère péronière postérieure.*

Augmentation de volume — C'est elle qui renforce ou supplée l'artère tibiale postérieure lorsque celle-ci est diminuée de volume. Elle peut alors, passer à la plante du pied et former les artères plantaires.

Lauth (3 fois), Maslieurat-Lagemard (2), Meckel, J.-M. Dubreuil (4 fois), Quain (plusieurs fois), etc., ont observé cette variation. Nous l'avons trouvée 1 fois. M. le professeur Tillaux nous a montré le dessin d'une semblable disposition qu'il avait rencontrée à Clamart.

Hippolyte Larrey (3), Quain, Lauth relatent des cas dans lesquels l'artère péronière fournissait, par sa branche antérieure, l'artère dorsale du pied, et, par sa branche postérieure, les deux artères plantaires. Dans ces observations les deux artères tibiales étaient fort diminuées de volume, et l'artère péronière constituait le vaisseau principal de la jambe, en même temps qu'elle donnait *toutes* les artères du pied.

(1) Meckel. *Op. cit.*, p. 487.
(2) Maslieurat-Lagemard. *Bulletin de l'Académie royale de médecine*, t. v, p. 485.
(3) H. Larrey. Cité par J.-M. Dubreuil,

ANATOMIE COMPARÉE DES ARTÈRES POSTÉRIEURES DE LA JAMBE

Singes inférieurs. — Chez les singes inférieurs, depuis l'Hapale, jusqu'aux Platyrrhiniens et les Catarrhiniens, l'artère saphène, arrivée vers le milieu de la jambe, se divise en deux branches : l'une qui passe sur la face antérieure de la jambe et donnera les artères dorsales du pied ; l'autre qui passe sur la face postérieure du membre.

« Cette dernière, dit J. Popowski (1), passe sur la face postérieure de la jambe et, après avoir atteint le nerf tibial, descend avec lui, entre le muscle tibial postérieur et soléaire, en se disposant du côté intérieur du nerf; ensuite, derrière la malléole interne, entre les ligaments du long fléchisseur commun des orteils et le long fléchisseur propre du gros orteil, elle se dirige vers la plante du pied, où elle se divise en artère plantaire externe et en artère plantaire interne. »

Chez les singes inférieurs, l'artère saphène, au moyen de sa branche postérieure, remplit donc l'office de l'artère tibiale postérieure chez l'homme.

Celle-ci, de volume très variable suivant les espèces, acquiert de l'importance à mesure que se perfectionnent les variétés de singes.

Chez l'Hapale rosalia l'artère tibiale postérieure est insignifiante ; elle s'épuise au milieu de la jambe, en fournissant des artérioles aux muscles de la région et en particulier au soléaire ; elle ne s'anastomose pas, ou faiblement, avec l'artère saphène.

Chez le Maki, d'après Popowski, commence à se développer une forte anastomose entre l'artère tibiale postérieure et la branche postérieure de l'artère saphène (2).

Chez le Macacus cynomolgus, le Macacus sinicus, l'artère tibiale postérieure est encore plus volumineuse et elle n'est que renforcée au-dessus des malléoles par l'artère saphène.

Cette disposition est encore plus accusée chez le Rhesus, l'Ateles ater et le Cercopithecus melanogenus « chez eux, dit Popowski, l'artère tibiale postérieure se présente comme une branche caractéristique de

(1) J. Popowski. — *Contribution à la morphologie de l'artère saphène.* In : *Bulletin de la Société d'anthropologie de Paris,* 1903, p. 598, 599 et 600.

(2) Theile. *Ueber das arteriensystem von simia Inuus.* Mülers. Archiv., 1842.

l'artère poplitée, allant sur la plante du pied, avec le nerf tibial. »

L'apparition de l'artère péronière est beaucoup plus tardive. Nous citons encore Popowski : « Ensuite, après la différenciation de l'artère tibiale postérieure, se produit à son tour le développement graduel de l'artère péronière. Ainsi, tandis que chez les ouistitis et chez les singes inférieurs platyrrhiniens (Nyctipithecus, Cebus), elle n'est pas du tout formée, chez certains singes catharriniens (Macacus cynomolgus, Cynocéphalus sphynx) apparaissent les premières traces de sa formation : chez eux nous trouvons une petite branche musculaire très mince, une branche de l'artère tibiale postérieure se dirigeant entre le muscle tibial postérieur et le long fléchisseur propre du gros orteil et finissant au milieu de la jambe. Chez les autres catharriniens, (Cercopithecus, Cynomolgus niger) elle se présente déjà comme une branche considérable de l'artère tibiale postérieure allant jusqu'au tiers inférieur de la jambe. »

Chez les magots commence à apparaître la division en artère péronière antérieure et artère péronière postérieure. La première est un petit vaisseau qui perfore le ligament interosseux, vers le quart inférieur de la jambe et se jette dans les artères issues de la branche antérieure de l'artère saphène. Nous avons trouvé cette même division chez le Macacus cynomolgus et le Rhesus nemestrinus ; mais nous ignorons si elle est constante dans ces deux espèces.

Anthropomorphes. — Chez les anthropomorphes l'artère saphène n'a plus l'importance qu'elle avait chez les singes inférieurs. La disposition des deux artères postérieures de la jambe est identique, sauf les détails, à celle que l'on trouve chez l'homme.

Chez ses animaux l'artère péronière est toujours d'un volume inférieur à celui de l'artère tibiale postérieure (1). Ce n'est donc pas en s'appuyant sur l'anatomie comparée, que peut se défendre la théorie de certains auteurs, qui veulent considérer l'artère péronière comme constituant le vaisseau principal de la jambe chez l'homme.

Il peut arriver cependant à titre de variation qu'on trouve chez le singe, l'artère péronière plantaire supérieure à l'artère tibiale postérieure, et fournissant les artères plantaires. Il y a là un fait exceptionnel ; Deniker (2) a rencontré cette *variation* chez le gibon. Nous avons vu aussi qu'on peut l'observer chez l'homme.

(1) Eisler. *Das gefäss. und peripherische Nervensystem des gorilla*. Halle, 1890.
Chapmann. *On the structure of the gorilla*, 1878.
Gratiolet et Alix. *Op. cit.*

(2) Deniker. *Thèse de Paris*, 1886, p. 200, 201.

Carnivores. — D'après nos dissections faites sur le Felis catus, le Canis familiaris, etc., le système artériel de la partie postérieure de la jambe est très rudimentaire. L'artère péronière n'existe pas, ou du moins n'est représentée que par un tout petit filet assez inconstant que l'on doit considérer comme une branche collatérale de l'artère tibiale postérieure.

Celle-ci, après avoir fourni quelques rameaux pour le tibia et les muscles postérieurs, se termine en s'anastomosant avec l'artère saphène et contribue ainsi, mais dans une faible mesure, à la formation du système plantaire.

APPENDICE

HOMOLOGIE DES ARTÈRES DE LA JAMBE ET DE L'AVANT-BRAS

Il est tout naturel de rapprocher les différentes variations anatomiques, que nous venons de considérer à l'artère péronière, de la disposition artérielle que l'on rencontre à l'avant-bras.

L'artère péronière semble être l'homologue de l'artère interrosseuse de l'avant-bras.

Cette dernière naît d'un tronc commun avec l'artère cubitale, de la même façon que l'artère péronière naît d'un tronc commun avec l'artère tibiale postérieure.

Après un court trajet, elle se divise en deux branches terminales : l'une, qui est dorsale ou postérieure, et qui peut être rapprochée de l'artère peronière antérieure, en ce sens qu'elle perfore le ligament interosseux ; l'autre qui reste à la face antérieure de l'avant-bras, et qui est identique à l'artère péronière postérieure.

Mais l'une et l'autre artère sont susceptibles de présenter des variations de même ordre.

L'artère interosseuse peut provenir directement de l'artère humérale qui semble alors se trifurquer, de même que nous avons vu l'artère péronière naître directement de l'artère poplitée (1).

L'artère interosseuse peut naître d'un tronc commun avec l'artère radiale, de même que nous avons vu l'artère péronière naître par un tronc commun avec l'artère tibiale antérieure (2).

Elle peut être diminuée ou augmentée de volume. Diminuée, c'est l'artère radiale qui supplée à l'interosseuse dorsale, de même que c'est l'artère tibiale antérieure qui remplace l'artère péronière antérieure atrophiée ; ou bien c'est la cubitale qui fournit les branches ordinaires de l'interosseuse antérieure (3), de même que l'artère tibiale postérieure supplée l'artère péronière postérieure.

(1) Tiedemann. *Op. cit.*, taf. xlv, fig. 3. — Testut. *Op. cit.*, p. 164.

(2) Cerrutti, in Romiti. *Op. cit.* — Debierre. *Op. cit.*, p. 608. — Testut. *Loc. cit.*

(3) J.-M. Weber. *Op. cit.* Nous avons vu deux fois des variations semblables.

Augmentée de volume les branches de l'interosseuse remplissent le même rôle que les artères péronières.

On a vu souvent l'artère interosseuse dorsale se porter sur le carpe et fournir toutes les artères dorsales de la main, de même que parfois l'artère péronière antérieure se continue par l'artère dorsale du pied (1).

Dans d'autres cas, c'est l'artère interosseuse antérieure qui se porte sur la face palmaire de la main et contribue à fournir tout ou partie de l'une ou l'autre des arcades palmaires, de même que nous avons vu l'artère péronière postérieure passer à la plante du pied et donner les artères plantaires (2).

Dans sa disposition normale, comme dans ses variations, l'artère interosseuse peut donc être considérée comme l'homologue de l'artère péronière.

Ce n'est cependant pas ainsi que la plupart des anatomistes expliquent l'homologie des artères de la jambe et de l'avant-bras. D'après Stieda (3), Zuckerkandl (4), Sussdorf (5), Romiti (6), Salvi (7), etc., voici comment il conviendrait de faire ce rapprochement : l'artère interosseuse postérieure serait l'homologue de l'artère tibiale antérieure ; l'artère antérieure serait l'homologue de l'artère péronière, et l'artère du nerf médian serait l'homologue de l'artère tibiale postérieure. Les artères radiale et cubitale auraient pour homologues à la jambe des filets artériels musculaires et superficiels ; Salvi pourtant considère l'artère saphène comme homologue de l'artère radiale (8). Nous n'acceptons pas leur manière de voir et en voici la raison :

(1) Poirier. *Op. cit.*, p. 760.

Salvi. *Arteriæ dorsales carpi.* Pise, 1900, fig. 5 et 6.

(2) Baader. In : Romiti. *Op. cit.*

Cruveilher. *Op. cit.* p. 139. Cite un exemple, et il y en a quelques autres dans la littérature anatomique, dans lequel l'artère interosseuse antérieure fournissait les artères dorsales de la main. Cette disposition rappelle les cas dans lesquels l'artère dorsale du pied est fournie par une branche perforante provenant en général de l'artère tibiale postérieure.

(3) Stieda. *Ein vergleich der arterien des vorderarms und der Unterschenkels*, p. 108. Iéna, 1894.

(4) Zuckerkandl. *Zur anatomie und Entwickelungsgeschichte der arterien des vorderarms*, 1894.

(5) Sussdorf. *Die verteilung des arterien und nerven von Hand und Fuss des Haussaügethiere.* Stuttgart, 1889.

(6) Romiti. *Op. cit.*, p. 928.

(7) Salvi. *Ut supra*, p. 16.

(8) L'artère saphène, ou l'artère grande anastomotique, a pour homologue au bras l'artère collatérale interne inférieure, branche de l'artère humérale.

D'abord nous ne pensons pas qu'il soit utile de faire entrer en ligne de compte l'artère du nerf médian et de la comparer à l'artère tibiale postérieure. Ce vaisseau est très inconstant d'origine, il naît tantôt de l'interosseuse antérieure, tantôt du tronc des interosseuses, tantôt de l'artère cubitale, parfois même de l'artère humérale ; son trajet de plus est très irrégulier (1). On tient compte il est vrai des cas, où, très augmenté de volume, il collaborait à la formation des arcades palmaires (2), mais ces cas sont relativement rares et pas assez nombreux pour qu'on en puisse faire état. Si on veut voir à la jambe l'homologue de l'artère du nerf médian, il faut chercher l'une des branches collatérales de l'artère tibiale postérieure ou de l'artère péronière, qui suit le nerf tibial postérieur et qui peut, dans certains cas, acquérir un volume tel que plusieurs auteurs l'ont décrite comme une artère tibiale accessoire (3).

L'homologie de l'artère radiale et de l'artère tibiale antérieure me paraît évidente : l'une et l'autre fournissent le réseau dorsal de la main ou du pied ; l'une et l'autre contribuent à la formation des arcades profondes de la main ou du pied (la première au moyen de la branche plongeante dans le 1er espace intermétacarpien, la seconde au moyen de la branche perforante du 1er espace intermétatarsien) (4).

L'homologie de l'artère cubitale avec l'artère tibiale postérieure est encore plus évidente. Elles ont un trajet et des rapports à peu près identiques et une terminaison semblable.

La question est d'ailleurs encore à l'étude, et il faut espérer que, dans un avenir prochain, de nouveaux documents viendront la résoudre définitivement.

Cruveilher (5) avait déjà émis sur cette question une opinion qui est celle que nous défendons aujourd'hui, et il résumait ainsi : « La bifurcation de la poplitée en tibiale antérieure et en tronc tibio-péronier représente la bifurcation de l'humérale en radiale et en cubitale. La tibiale antérieure représente la portion antibrachiale de la radiale ; la pédieuse, la portion carpienne de la radiale ; l'arcade plantaire,

(1) A ce sujet, Cf. Theile. *Op. cit.*

(2) Il n'y a pas plus d'une vingtaine d'observations bien nettes de cette variation. — Blandin. *Élément d'anatomie descriptive.* — Poirier. *Op. cit.*, p. 760. — Cruveilher. *Op. cit.*, p. 139. — Bussière. *Loc. cit.*, etc.

(3) Cf. Hyrtl. *Op. cit.* — Poirier. *Op. cit.*, p. 842, etc.

(4) Très souvent, l'artère dorsale du pied, par le moyen de l'artère perforante, forme tout ou partie de l'arcade plantaire profonde. Nous renvoyons au chapitre suivant, où nous étudierons cette variation.

(5) Cruveilher. *Op. cit.*, p. 181.

suite de la pédieuse, représente l'arcade palmaire profonde, suite de la radiale.

« Le tronc tibio-péronier répond à la cubitale, l'artère tibiale postérieure représente le tronc de la cubitale, et la péronière, l'interosseuse antibrachiale. De même que la péronière fournit souvent la pédieuse, de même l'interosseuse fournit quelquefois la portion carpienne de la radiale. »

Il était opportun, nous semble-t-il, de rappeler l'opinion de l'illustre anatomiste français (1) et de l'opposer aux conceptions des auteurs allemands et italiens.

(1) C'est d'ailleurs cette même opinion qu'a défendue Sappey, *op. cit.*, p. 683.

LES ARTÈRES PLANTAIRES

Les artères plantaires sont les branches de terminaison de l'artère tibiale postérieure. Elles prennent leur origine dans la gouttière calcanéenne.

Nous étudierons successivement dans ce chapitre :

1° Les variations d'origine des artères plantaires ;
2° L'artère plantaire interne ;
3° L'artère plantaire externe ;
4° Les artères interosseuses plantaires ;
5° Les variations de volume des artères plantaires ;
6° L'arcade plantaire superficielle.

I

VARIATIONS D'ORIGINE DES ARTÈRES PLANTAIRES

Nous avons signalé, dans le chapitre précédent, la seule variation d'origine que présentent les artères plantaires. Dans les cas où l'artère tibiale postérieure est atrophiée et s'épuise avant d'arriver au bas de la jambe, les artères plantaires sont fournies par l'artère péronière postérieure. Il y a d'assez nombreux exemples de cette disposition dans la littérature anatomique.

II

ARTÈRE PLANTAIRE INTERNE

Chez l'homme l'artère plantaire interne est un organe en voie de régression, c'est ce qui explique le grand nombre de variations qu'elle présente.

Le plus ordinairement elle est très grêle et toujours d'un volume bien inférieur à celui de l'artère plantaire externe.

Elle a un trajet, tantôt rectiligne, tantôt sinueux, à un ou deux centimètres en dedans du bord interne du pied et fournit, dans son parcours, quantité de petites branches collatérales, dont il est difficile d'évaluer le nombre exact et établir une description pratique, et qui vont se perdre dans les muscles, les os, les ligaments voisins.

Elle se termine en fournissant l'artère collatérale plantaire interne du gros orteil, et divers petits filets qui vont s'anastomoser avec la terminaison de l'artère plantaire externe.

Souvent l'artère est réduite de volume et s'épuise avant d'arriver au niveau de l'articulation tarso-métatarsienne.

Dans des cas assez fréquents elle acquiert au contraire un plus fort développement. Elle peut, alors fournir l'artère interosseuse plantaire du 1er espace et même, dans quelques observations plus rares, l'artère interosseuse du 2e espace, ainsi que les artères collatérales correspondantes. Il y a des exemples de cette variation au musée de Clamart.

Il se forme ainsi, par la réunion et les anastomoses de l'artère plantaire interne, de l'artère plantaire externe et de l'artère perforante, provenant du réseau dorsal, des arcades plantaires très bizarres de disposition, souvent doubles, et dans lesquelles il est assez difficile de reconnaître la part contributive qui revient à chacune.

Tiedemann, Bonami, Bourgery et Jacob ont, dans leurs atlas, reproduit un certain nombre de ces variations qui montrent bien l'extrême complication du réseau qu'elles constituent. Je pense qu'il serait assez vain de vouloir en donner des descriptions très détaillées. Ce qu'il importe de retenir c'est que l'artère plantaire interne peut, dans quelques cas, fournir, ou contribuer à fournir, les interosseuses des 1er et 2e espaces interosseux.

D'après nos dissections, portant sur 92 pieds, l'artère plantaire interne serait augmentée de volume dans environ 13 % des cas.

Artère plantaire moyenne. — Bourgery et Jacob, dans leur atlas, représentent une dissection du réseau plantaire. Du bord externe de l'artère plantaire interne, à un centimètre de son origine, naît un fort vaisseau qui se porte en dehors et en avant, profondément situé sous la voûte osseuse et qui, après avoir fourni un certain nombre de petites branches, va s'anastomoser avec l'arcade plantaire. Ces deux auteurs ont donné à ce vaisseau le nom d'*artère plantaire moyenne*. Dans plusieurs de nos dissections nous avons retrouvé une disposition semblable, mais c'est là une variation rare.

III

ARTÈRE PLANTAIRE EXTERNE

Les variations de l'artère plantaire externe sont rares. Un détail intéressant à établir et qui n'a jamais été étudié, croyons-nous, est la mesure de l'ouverture de l'angle que forment, en se réunissant, la portion oblique et la portion transversale de l'artère.

Pour mesurer cet angle, nous prendrons trois points : 1° le point de bifurcation des artères plantaires, point qui a une grande fixité ; 2° le point où l'artère plantaire s'enfonce dans le 1er espace pour s'anastomoser à plein canal avec l'artère dorsale du pied ; ce point est également fixe ; 3° le point le plus externe atteint par l'artère plantaire externe.

En réunissant les points 1 et 3 et 3 et 2, on forme un angle. Dans la grande majorité des cas, cet angle est sensiblement égal à l'angle droit.

Sur 90 pieds examinés à cet effet :

L'angle mesurait de 85 à 95 degrés dans 53 cas.
— plus de 95 degrés dans 27 cas.
— moins de 85 degrés dans 10 cas.

Nous avons déterminé également cet angle sur les diverses figures données dans les traités d'anatomie classiques. La plus petite mesure que nous avons trouvée a été 83 degrés et la plus grande 108 degrés.

Dans des cas assez rares, l'artère plantaire externe, depuis son origine jusqu'à sa terminaison, peut former une courbe très régulière.

IV

ARTÈRES INTEROSSEUSES PLANTAIRES

Les artères interosseuses plantaires, ainsi que l'artère collatérale externe du petit orteil, naissent séparément de l'arcade plantaire. Elles se dirigent, suivant un trajet rectiligne, vers l'extrémité du pied et se terminent en fournissant les artères collatérales des orteils.

Nous avons déjà dit, en parlant des artères interosseuses dorsales, comment était assurée la nutrition des éléments du 1er espace interosseux et la prédominance de l'artère dorsale sur l'artère plantaire. Parfois cependant, c'est l'artère plantaire qui fournit les deux artères collatérales du gros orteil et l'artère collatérale interne du 2e orteil (33 °/₀ des cas).

Les autres artères interosseuses présentent aussi de nombreuses variations d'origine.

Très fréquemment, l'artère collatérale externe du petit orteil naît d'un tronc commun avec l'artère interosseuse du 1er espace. Nous avons trouvé cette disposition 35 fois sur 101 observations.

De même, les artères interosseuses des 2e et 3e espaces naissent souvent d'un même tronc. Cette variation existait dans 13 pieds, sur 101 observations. Theile la signale également.

Quelquefois, une ou l'autre des artères interosseuses peuvent naître par deux branches qui se réunissent plus ou moins en avant (Theile, Meckel, nous-même).

Très souvent, pour ne pas dire constamment, l'artère plantaire interne ou l'artère interosseuse du 1er espace, envoient un rameau qui devient superficiel et se divise en deux branches qui sont des collatérales superficielles externe et interne du gros orteil. Il y a donc à cet orteil quatre collatérales plantaires. On sait qu'il est normal de rencontrer au pouce de la main quatre artères collatérales palmaires : deux profondes et deux superficielles.

V

VARIATIONS DE VOLUME DES ARTÈRES PLANTAIRES

Augmentation de volume des artères plantaires. — Très souvent les artères plantaires sont augmentées de volume. Elles conservent alors leurs rapports respectifs à la plante du pied, mais, par le moyen des artères perforantes, supérieures et antérieures (qui se trouvent dans chacun des espaces interosseux), elles se portent sur la face dorsale du pied et contribuent à former, ou forment en totalité, les artères interosseuses dorsales. Tous les auteurs, Tiedemann, Bonami, Scarpa, Theile, Meckel, Hyrtl, J.-M. Dubreuil, Sappey, Cruveilher, Poirier, Testut, etc., ont cité cette variation. Nous l'avons vu fréquemment nous-même ; et tout dernièrement notre ami, Bourgerette, nous en a fourni un nouvel exemple typique.

Diminution de volume des artères plantaires. — Mais la disposition contraire est elle aussi très fréquente. L'artère plantaire externe, réduite à un petit filet, s'épuise dans les muscles profonds de la plante du pied et ne fournit pas d'arcade plantaire, ou simplement une arcade rudimentaire.

Ce sont les artères du dos du pied qui perforent les espaces interosseux et assurent la suppléance. La plupart des auteurs ont décrit également cette variation.

Nous croyons devoir reproduire ici une observation typique de M. P. Ancel (1), chef de laboratoire à la faculté de médecine de Nancy :

« L'artère pédieuse, après avoir fourni la malléolaire externe, la dorsale du tarse et la dorsale du métatarse, pénètre dans la région plantaire, au niveau de la partie supérieure du premier espace interosseux. Elle se dirige ensuite, de dedans en dehors, en croisant la face inférieure de la tête des métatarsiens. Arrivée au niveau du cinquième, elle se divise en quelques fines branches terminales qui pénètrent dans les muscles des régions moyenne et externe.

« L'artère plantaire interne est normale dans sa distribution, mais de calibre un peu supérieur à celui qu'elle possède habituellement.

(1) P. Ancel. *Documents recueillis à la salle de dissection de la faculté de médecine de Nancy*. 1901-1902. In : *Bibliographie anatomique*, 1902, p. 155, 2e fascicule.

L'artère plantaire externe, très courte et très grêle, pénètre entre la face profonde de l'abducteur du gros orteil et la partie interne de la chair carrée de Sylvius. Ses ramifications terminales se perdent dans ces deux muscles. La prédominance du système artériel dorsal sur le système plantaire se trouve ici portée à l'extrême. L'artère plantaire interne a seule conservée son territoire vasculaire et la pédieuse remplace presque complètement la plantaire externe. C'est cette artère dorsale qui fournit l'arcade plantaire et les interosseuses plantaires. L'artère plantaire externe est réduite à deux branches musculaires.

« Cette observation présente un certain intérêt parce qu'elle nous montre une des dispositions les plus éloignées de la normale dans une région, où, comme le fait justement remarquer Poirier, le système vasculaire est en voie d'évolution. »

Nous avons trouvé en mars 1902 cette variation très caractérisée sur les deux pieds d'un jeune homme de 18 ans; et ces deux cas, à peu de chose près symétriques, pouvaient se juxtaposer à l'observation de M. Ancel, sauf que l'artère plantaire interne était fortement réduite de volume.

Une fois de plus, ces variations nous démontrent le bien-fondé de cette loi d'anatomie : « Dans un même membre les différentes artères de régions voisines se suppléent réciproquement. »

Anatomie comparée. — L'étude de la disposition artérielle des vaisseaux de la plante du pied chez le singe a une importance capitale au point de vue de la morphogénie de ces vaisseaux chez l'homme. Rojecki (1) et Popowski (2) ont approfondi cette question ; c'est à leurs travaux que nous empruntons les détails qui vont suivre ; nous y avons ajouté les résultats de nos recherches personnelles.

Il faut distinguer les anthropomorphes des autres variétés de singes.

Singes inférieurs. — Chez les singes inférieurs (il n'y a entre les diverses espèces que des différences secondaires), l'artère tibiale postérieure, arrivée à la plante du pied, se divise en deux branches, l'une interne et profonde, l'autre externe et superficielle. Ces deux branches ont sensiblement un égal volume, mais l'une ou l'autre peuvent souvent être augmentée ou diminuée.

L'artère interne et profonde se porte d'arrière en avant, en décri-

(1) Rojecki. *Op. cit.*, p. 537.

(2) J. Popowski. *Das arteriensystem der unteren Extremitäten bei den Primaten*. In : *Anatomischer Anzeiger Centralblatt*, 6 octobre 1894, p. 3 et ss.

vant, suivant Rojecki, de légères flexuosités, sur la partie interne de la plante du pied jusqu'à la base du métatarse, où elle se divise en deux branches terminales. Sur son parcours, elle fournit un fin rameau qui va s'anastomoser avec l'artère externe et superficielle.

Les branches terminales sont : *a)* une branche interne qui va irriguer toute la région du pouce et former les 3 premières collatérales ; *b)* une branche externe qui se dirige en avant vers la base des métatarsiens, et se recourbe en dehors pour former une arcade. Cette arcade, qui reçoit une anostomose de l'artère superficielle, fournit par sa concavité de petites artérioles, qui sont les artères interosseuses profondes.

L'artère externe et superficielle, devient peu à peu superficielle et se place, entre l'aponévrose et le muscle fléchisseur commun des orteils. Elle se porte en avant et légèrement en dehors, puis se recourbe en dedans et forme une arcade superficielle. De cette arcade naissent différents vaisseaux ; l'un supérieur va s'anostomoser avec l'arcade profonde. Les autres, antérieurs forment les artères interosseuses superficielles qui s'anastomosent avec les profondes.

Chez les singes inférieurs, l'Hapale (Popowski), le Macacus (Rojecki), le Magot (Theile), etc., il existe donc deux arcades artérielles plantaires. L'une profonde, constituée par la branche de terminaison externe de l'artère interne, qui reçoit une faible anostomose de l'arcade superficielle. L'autre superficielle, constituée par l'artère externe, qui reçoit une anostomose provenant de l'artère interne. L'arcade superficielle est plus volumineuse que la profonde.

De plus, chez les singes inférieurs, il y a un rameau important, spécial au pouce (branche de bifurcation interne de l'artère interne) et cela correspond tout à fait à l'indépendance absolue du pouce, du reste de la main. Nous avons déjà expliqué ce phénomène à propos de l'artère dorsale interne ; nous y renvoyons nos lecteurs.

L'homologie est donc parfaite, chez ces animaux, entre les artères du pied et celles de la main.

Anthropomorphes. — Chez les anthropomorphes l'artère superficielle n'existe plus qu'à l'état de vestige ; par contre le système artériel profond acquiert un plus fort développement. Voici ce qu'écrit Popowski : « Chez les anthropoïdes, comme chez les hommes, l'arcade plantaire superficielle est soumise à une réduction, ce qui a lieu également pour les vaisseaux superficiels des orteils. Par contre l'arcade plantaire profonde gagne en signification dans son développement.

« Aussi l'artère tibiale postérieure, dans les deux spécimens d'orang que j'ai examinés, se partageait en deux branches terminales : l'artère plantaire externe et l'artère plantaire interne, à la sortie hors du ligament *licineatum*.

« L'artère plantaire interne, moins développée, se continue en même temps que le nerf du même nom, entre le muscle adducteur du gros orteil et le court fléchisseur des doigts, et se divise en deux rameaux qui sont situés sur l'un et l'autre côté du 1er et du 2e orteil.

« L'artère plantaire externe notablement plus grosse, se dirige avec le nerf plantaire externe, vers l'extérieur, pénètre dans l'espace délimité par le muscle court fléchisseur des doigts et le quadratus ; elle se recourbe sous le tendon du muscle long fléchisseur des doigts et s'anostomose avec l'artère dorsale du pied.

« Après quoi, se forme l'arcade profonde donnant naissance à trois artères interosseuses externes, se partageant chacune en deux artères digitales. »

Cette description de l'auteur allemand correspond tout à fait à la variation, que nous avons signalée chez l'homme, dans laquelle l'artère plantaire interne, augmentée de volume, donne naissance à l'artère interosseuse du 1er espace.

Carnivores. — Chez les carnivores il existe deux systèmes plantaires l'un profond, l'autre superficiel. L'artère saphène, qui s'est anastomosée avec l'artère tibiale postérieure, arrivée à la région plantaire, se divise en deux branches. L'une externe, très grêle, qui va s'anastomoser avec la branche perforante issue du système dorsal profond, et forme l'arcade plantaire profonde ; l'autre externe, plus volumineuse se porte sur le bord interne du pied et fournit deux ou trois artères métatarsiennes superficielles. Entre ces deux systèmes profond et superficiel il existe des anastomoses fréquentes. Ellenberger et Baum (1) donnent des artères plantaires une description un peu différente de la nôtre. Ils décrivent une artère plantaire moyenne qui formerait le système artériel superficiel ; nous pensons qu'il est préférable de considérer cette branche, comme étant l'artère plantaire interne.

(1) Ellenberger et Baum. *Op. cit.*, p. 430.

VI

DE LA PRÉSENCE CHEZ L'HOMME D'UNE ARCADE PLANTAIRE SUPERFICIELLE

On a souvent essayé d'établir un parallèle entre le système artériel de la plante du pied et le système artériel palmaire de la main ; on a recherché s'il n'y aurait pas au pied un réseau artériel, homologue de l'arcade superficielle de la main.

Plusieurs auteurs ont décrit ce réseau superficiel, mais leurs figures ou leurs explications sont assez confuses et contradictoires entre elles.

La meilleure représentation, peut-être un peu trop schématique, qui ait été donnée, est celle qui se trouve dans l'atlas de Bonamy et Beau (1). L'artère plantaire interne fournit, non loin de son origine, une artériole qui devient superficielle et se place sur le bord interne du court fléchisseur ; elle a une direction rectiligne et se dirige vers le 1er espace interosseux, au niveau duquel elle se recourbe en dehors pour s'anastomoser à plein canal avec une artériole semblable provenant de l'artère plantaire externe, exactement à l'endroit où se réunissent, à angle droit, les deux portions oblique et transversale, au point où naît l'artère collatérale externe du petit orteil.

Au cours de nos recherches, nous avons trouvé, sur deux sujets que nous avons disséqués le 16 mars 1902 et le 18 avril suivant, une arcade superficielle plantaire analogue à celle de Bonamy et Beau. Nous en donnons ici une description détaillée :

1re observation. — Pied droit d'un homme de 35 ans, né à Tours, décédé en mars 1902. — De l'artère plantaire interne, à 18 millimètres de son origine, naît un petit vaisseau qui plonge à travers les muscles, devient superficiel et se place, sous l'aponévrose plantaire, sur le côté interne du muscle court fléchisseur plantaire. Ce vaisseau suit le bord interne de ce muscle.

De l'artère plantaire externe, à 28 millimètres de son origine, naît un rameau collatéral inférieur qui devient, lui aussi, superficiel et se dirige vers la base du 4e métatarsien. Ce rameau est plus petit que celui provenant de l'artère plantaire interne.

Au niveau de la base des métatarsiens, chacune de ces artérioles envoie des branches qui se réunissent à plein canal et forment une ar-

(1) Bonamy et Beau. *Atlas.* 1847. Paris, Masson, fig. 26.

cade entre le muscle et l'aponévrose. De cette arcade, naissent trois rameaux qui se dirigent en avant et sont les artères interosseuses superficielles. (Voir figure XXXI.)

2e observation. — Pied droit d'une femme de 43 ans. — Cette observation est assez semblable à la précédente. Le rameau issu de l'artère plantaire interne naît à 10 millimètres de l'origine de ce vaisseau ; celui qui provient de l'artère plantaire externe commence à 23 millimètres depuis l'origine de cette dernière. Le rameau interne est plus volumineux que l'externe. Ces deux rameaux se recourbent en dedans et s'anastomosent sous le muscle fléchisseur, au niveau des cunéiformes. De l'arcade ainsi formée, naissent quatre ou cinq petites artérioles.

Nous avons recherché s'il y avait là un fait anormal ou si, au contraire, l'existence des deux petits vaisseaux que nous venons de décrire était constante.

Dans un très grand nombre de dissections, nous avons remarqué, parmi les branches collatérales inférieures que fournit l'artère plantaire interne (branches qui n'ont jamais été décrites avec détail), un rameau qui est généralement un peu plus volumineux que les autres, qui naît à quelqu s millimètres de l'origine de l'artère et s'insinue dans l'interstice qui sépare le muscle adducteur du gros orteil et le muscle court fléchisseur plantaire. Il devient alors superficiel, au-dessous de l'aponévrose, et suit le bord interne de ce dernier muscle. En général, ce rameau s'épuise après un très court trajet, mais parfois il acquiert un certain volume et atteint la région métatarsienne, où il se divise en plusieurs branches qui se perdent dans les muscles et aponévroses voisins.

Sur 40 sujets examinés à cette intention, nous avons trouvé ce rameau plus ou moins développé dans 33 cas. On peut donc le considérer comme constant. Il est d'ailleurs figuré dans un certain nombre de gravures anatomiques. C'est ce rameau que Henle semble avoir remarqué et nommé *arteria superficialis pedis medialis* et que Poirier (1) décrit ainsi : « Parmi ces branches collatérales, il en est une qui mérite une mention spéciale. Toujours assez volumineuse, elle se détache de la plantaire interne, tout près de son origine, croise la face profonde de l'abducteur et émerge au-dessus de ce muscle dont elle suit le bord supérieur ; elle donne de nombreux rameaux à ce muscle et aux téguments voisins et se termine au niveau de l'articulation métatarso-phalangienne du gros orteil. »

De son côté, l'artère plantaire externe, à un niveau variable de sa

(1) P. Poirier. *Op. cit*, p. 846.

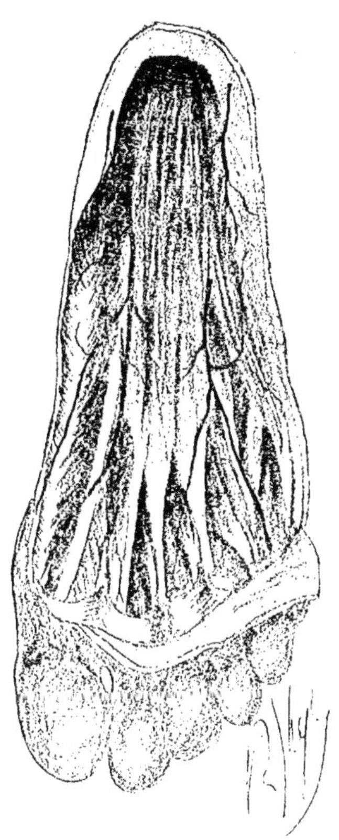

Figure XXX.

Artères plantaires superficielles.

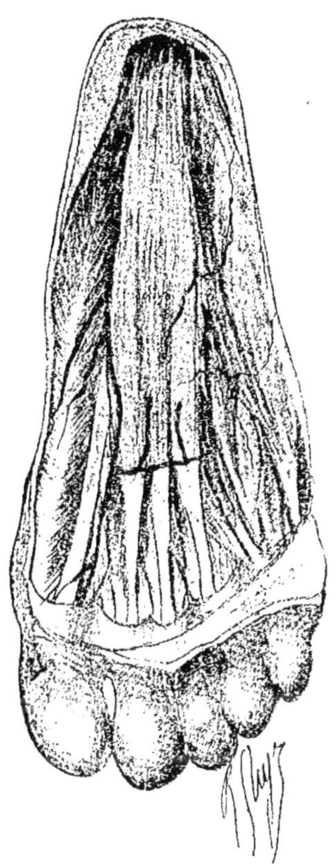

Figure XXXI.

Arcade plantaire superficielle.

portion oblique, mais, le plus généralement, à une distance de 20 à 35 millimètres, fournit par sa partie inférieure un petit filet artériel qui ne tarde pas à devenir superficiel. Ce filet s'accole au muscle fléchisseur, dont il suit le bord externe et s'épuise avant d'arriver au niveau des métatarsiens. Sur 40 sujets, nous avons trouvé cette artère 29 fois; elle est donc plus souvent présente, qu'elle n'est absente ; son volume est toujours plus réduit que celui de l'artère interne.

Ces deux vaisseaux sont en général indépendants l'un de l'autre ; parfois cependant leurs branches collatérales filiformes, qui courent sur le muscle fléchisseur, sous l'aponévrose plantaire, se réunissent et constituent un très fin réseau anastomotique. Lorsque les vaisseaux augmentent de volume, le réseau anastomotique est plus important et alors se trouve constituée l'arcade plantaire superficielle. (Voir fig. xxx.)

L'homologie entre la plante du pied et la palme de la main se trouve ainsi rétablie.

Cruveilher, cherchant à expliquer l'absence de l'arcade superficielle à la plante du pied, a écrit : « Si l'on demande pourquoi il n'existe pas d'arcade plantaire superficielle correspondant à l'arcade palmaire superficielle, on peut répondre : 1° que les artères de la région dorsale du pied sont bien plus considérables que celles de la région dorsale de la main ; 2° que la disposition concave et en voute de la plante du pied, met l'arcade plantaire à l'abri des compressions auxquelles est soumise la main, à raison de sa forme aplatie. »

Nous n'admettons ni l'une ni l'autre de ces explications. D'abord, si nous comparons avec la disposition du singe, nous voyons chez ce dernier un réseau dorsal important, coexister avec deux arcades plantaires volumineuses. Ensuite, si les artères du dos du pied sont plus nombreuses que celles du dos de la main, c'est qu'au pied il y a d'avantage d'éléments (muscles, aponévroses, os, nerfs, etc.,) qu'à la main.

Une arcade superficielle pourrait exister chez l'homme, sans être comprimée dans la marche, parce que, dans la station debout, toute la surface du pied ne porte pas à terre, mais simplement trois points. Il existe au pied tout un réseau veineux superficiel qui n'est pas comprimé dans la marche, une artère pourrait donc exister aussi dans les mêmes conditions.

Il faut chercher ailleurs les motifs de l'atrophie de l'arcade plantaire superficielle.

La main, organe de préhension, possède un système musculaire très complexe et très différencié. De là l'importance des muscles superficiels, qui sont des muscles fléchisseurs. Il y aura donc une arcade artérielle superficielle pour assurer leur nutrition, et une arcade profonde, spéciale pour les mscles profonds et le squelette,

Le pied, chez l'homme, est, à peu près uniquement, un moyen de sustentation. Ses mouvements sont très limités, aussi nous assistons à trois ordres de phénomènes :

a) Les muscles superficiels, comme le muscle court fléchisseur plantaire, sont en voie de régression, ainsi que l'a très bien démontré M. le professeur Ledouble, dans son *Traité des variations musculaires*.

b) Les muscles profonds, qui sont des muscles d'attache et de cohésion, ainsi que les ligaments interosseux, prennent un très grand développement.

c) Les uns et les autres, par suite des fonctions limitées du pied, sont rattachés entre-eux par des anastomoses ; il n'y a au pied qu'une seule masse musculaire et aucune de ses parties n'est nettement indépendante.

En même temps que s'est faite cette fusion des éléments musculaires du pied, il s'est produit une fusion des artères ; pour irriguer une masse unique il n'était plus besoin que d'une artère unique. De là la présence d'une seule arcade profonde. Profonde parce que ce sont les éléments profonds qui sont les plus importants.

Chez les singes inférieurs, il existe deux arcades artérielles parce que chez eux le pied est un instrument de préhension et par conséquent les muscles superficiels ou fléchisseurs sont puissants.

Chez les anthropomorphes, qui acquièrent la situation verticale et perdent peu à peu la faculté de préhension, l'arcade superficielle disparaît, en même temps que s'atrophient les muscles superficiels. Mais comme ces animaux possèdent encore la faculté de mouvements plus variés que ceux de l'homme, les artères profondes sont plus différenciées, plus longues, plus indépendantes.

C'est par des raisons de cet ordre qu'il faut, croyons-nous, expliquer la morphogénie du système artériel du pied.

VII

ANASTOMOSES DES ARTÈRES PLANTAIRES

Nous croyons bon de résumer ici en peu de mots les différentes anastomoses que les artères plantaires ont entre elles et le système dorsal du pied.

1° *Anastomoses entre les réseaux dorsal et plantaire.*

a) L'artère du sinus du tarse établit une voie de dérivation entre les artères dorsales du pied et le réseau postérieur de la jambe.

b) Différentes petites artérioles peuvent passer parfois entre les os du tarse et se jeter dans les vaisseaux plantaires.

c) Dans chaque espace intermétatarsien, il existe deux artères perforantes qui font communiquer les artères dorsales avec les plantaires. La perforante supérieure est toujours plus volumineuse que la perforante antérieure.

La perforante supérieure du 1er espace est la plus considérable de toutes ; on peut la considérer comme la terminaison de l'artère dorsale interne, et elle s'anastomose à plein canal avec l'arcade plantaire profonde.

Parfois c'est la perforante du 2e espace (1) qui est la plus importante. C'est la disposition normale chez les singes.

d) Sur le côté interne. — Les branches internes issues des artères malléolaire interne, dorsale interne, collatérale interne du gros orteil, se réunissent avec les branches issues de l'artère plantaire interne et du *ramus lateralis superficialis pedis internus.*

e) Sur le côté externe. — Les artérioles collatérales externes des artères péronière antérieure, malléolaire externe, dorsale externe, collatérale externe du petit orteil, se réunissent avec les artérioles collatérales externes de l'artère plantaire externe.

(1) Wroblewsky. In : Romiti. *Op. cit.*, p. 923.

2° *Anastomoses entre les artères plantaires externe et interne.*

Ces anastomoses n'ont rien de fixe et présentent des variations en grand nombre ; nous en citerons seulement quelques-unes :

a) L'artère plantaire interne, par ses fins rameaux terminaux, s'anastomose avec l'artère collatérale interne du gros orteil, l'artère interosseuse du 1er espace et même l'arcade plantaire profonde.

b) Les différentes branches collatérales émises par les deux artères forment des anastomoses suivant différents plans.

1. *Plan superficiel.* — Nous avons parlé longuement de l'arcade plantaire superficielle, formée par des ramuscules issue de l'artère interne et de l'artère externe, entre l'aponévrose plantaire et le muscle court fléchisseur superficiel.

2. *Plan moyen.* — Nous avons signalé l'*artère plantaire moyenne*, issue de l'artère interne, et qui va se jeter dans l'arcade profonde ou dans les artères interosseuses des 2e et 3e espaces.

3. *Plan profond.* — M. Chevrier, prosecteur des hôpitaux de Paris, a récemment insisté sur ces anastomoses profondes entre les deux artères plantaires (1). Il a présenté à la *Société Anatomique* une pièce dans laquelle les deux artères étaient reliées par une anastomose passant au-dessus du tendon du long péronier latéral, en dehors de la saillie du 1er métatarsien. Cette anastomose peut se rencontrer plus superficiellement entre le long péronier et les ligaments cunéo-métatarsiens. Ces dispositions très variables ne permettent pas d'en donner une description schématique ; elles sont en effet différentes pour chaque sujet.

(1) Chevrier. *Séance de la Société Anatomique du 16 décembre 1904.* In : *La Presse Médicale*, 21 déc. 1904.

CONCLUSIONS

I

Les variations artérielles sont relativement rares au creux poplité, fréquentes à la jambe, extrêmement communes au pied.

La grande variabilité du système artériel du pied, s'explique par ce fait, que le pied est un organe en voie d'évolution et qui n'a pas encore atteint son stade définitif.

« Toute anomalie artérielle, a écrit M. le professeur Poirier, apparaît comme un arrêt, à une étape quelconque de l'évolution phylogénique. Dans ces conditions, on s'expliquera facilement que ce soit au niveau des parties les plus jeunes au point de vue phylogénique, c'est-à-dire, chez l'homme, au niveau de la main et du pied, que se rencontrent surtout les variations artérielles, comme du reste les variations musculaires. »

II

Parmi les variations artérielles il faut distinguer les variations ataviques ou réversives et les variations progressives ou par adaptation.

Les premières sont celles qui reproduisent ou tendent à reproduire un mode de conformation normale du système artériel des animaux et en particulier des espèces simiennes.

Les secondes sont celles qui sont provoquées par l'adaptation des organes à de nouvelles fonctions.

Parmi les principales variations réversives, que nous avons relevées dans le cours de ce travail, nous citerons : la présence de l'artère saphène ; la division prématurée de l'artère poplitée ; l'atrophie de l'artère péronière ; la division, au-dessus de l'interligne articulaire tibio-tarsien, des artères dorsales du pied ; la prédominance de l'artère dorsale externe sur l'artère dorsale interne ; la présence d'une arcade plantaire superficielle.

Parmi les principales variations progressives nous citerons : la formation de l'arcade dorsale du métatarse, issue de l'artèr dorsale interne ; l'atrophie de l'artère plantaire interne ; la division tardive de l'artère tibiale antérieure ; la naissance, par un tronc commun, des deux artères jumelles, etc.

Il faut se garder, du fait de la présence, chez l'homme, d'un système artériel semblable à la disposition que l'on rencontre chez une espèce animale, de conclure à un degré de parenté entre l'homme et cet animal. L'homme et une espèce animale sont en effet soumis aux mêmes lois générales de biologie et par conséquent leurs organes, sous l'influence des mêmes conditions, subiront une évolution parallèle.

C'est ainsi que l'on peut constater une analogie très nette entre le système artériel dorsal du pied des carnivores et celui du pied de l'homme. Il n'y a là qu'une analogie et je pense qu'il serait prématuré de vouloir tirer de ce fait une conclusion autre que la confirmation du principe de l'adaptation au milieu.

III

C'est cette grande loi de l'*adaptation au milieu* qui explique l'évolution du système artériel de l'homme. Si nous comparons l'homme au singe, nous voyons que :

Chez le singe, qui a conservé la faculté d'exercer avec son pied des mouvements très complexes en harmonie avec des fonctions très diverses, les os sont réunis entre eux par des articulations très mobiles, les muscles sont déliés, longs, très différenciés, et indépendants les uns des autres. Le système artériel concordera avec cette constitution osseuse et musculaire : les artères seront longues, se diviseront prématurément, ne seront réunies entre elles que par de rares anastomoses.

Chez l'homme, dont le pied n'est plus qu'un organe de sustentation, les os du tarse sont immobiles, les métatarsiens ne peuvent faire que des mouvements limités ; les muscles sont courts, peu différenciés, fusionés entre eux ; il n'y a plus qu'une seule masse musculaire. Comme conséquence, le système artériel a tendance lui aussi à se fusionner et c'est pour cela qu'il n'y a plus, à la face dorsale comme à la face plantaire, qu'une artère volumineuse et que l'on voit disparaître le double système en arcade qui existe chez les singes et que l'on trouve à la main.

IV

Lorsque l'une des artères de la jambe est atrophiée et diminuée de volume, elle est renforcée ou suppléée par l'une des deux autres artères du membre. De même, au pied, le système plantaire supplée les artères dorsales et réciproquement.

Il y a là une confirmation du principe si souvent exprimé par Sappey.

« Les vaisseaux artériels, compris dans la même région et communiquant entre eux, présentent des volumes qui sont en raison inverse les uns des autres. » (t. III, p. 650).

La suppléance ou le renforcement d'une artère par une autre, ne se fait pas au hasard, au moyen de vaisseaux nouveaux, mais par des canaux normaux qui se développent exagérément.

C'est ainsi que l'artère péronière et l'artère tibiale postérieure se suppléent réciproquement au moyen de l'anastomose transverse inférieure ; que l'artère péronière supplée l'artère tibiale antérieure, au moyen de sa branche antérieure perforante ; que le système dorsal supplée les artères plantaires au moyen des vaisseaux perforants des espaces interosseux ; que, dans les cas d'atrophie de l'artère fémorale, l'artère poplitée se forme aux dépens du réseau postérieur de la cuisse, par le moyen de sa branche récurrente postérieure.

V

On peut retrouver exceptionnellement au pied une arcade plantaire superficielle, homologue de l'arcade palmaire superficielle.

Il existe d'ailleurs, de façon constante, des vestiges de cette arcade, sous forme de deux petits vaisseaux, issus l'un de l'artère plantaire interne, l'autre de l'artère plantaire externe, et qui cheminent superficiellement le long des deux bords du muscle court fléchisseur plantaire.

Lorsque ces deux petits vaisseaux se réunissent par des anastomoses, l'arcade plantaire est reconstituée.

VI

La sclérose des artères du pied est très commune à partir de l'âge de trente ans.

Elle est précoce et peut être, dans quelques cas, primitive.

La recherche des lésions de l'artère interosseuse du 1er espace, est un bon signe de début de l'artério-sclérose chez le vivant.

La coïncidence de la fréquence de cette affection et du grand nombre des variations anatomiques dans le réseau artériel du pied, paraît être une confirmation de la *loi de Ledouble*.

Paris, le 25 décembre 1904.

TABLE DES MATIÈRES

Pages

L'artère dorsale du pied ou pédieuse.

Le tronc tibio-péronier.

Artère tibiale postérieure.

L'artère péronière.

Les artères plantaires.

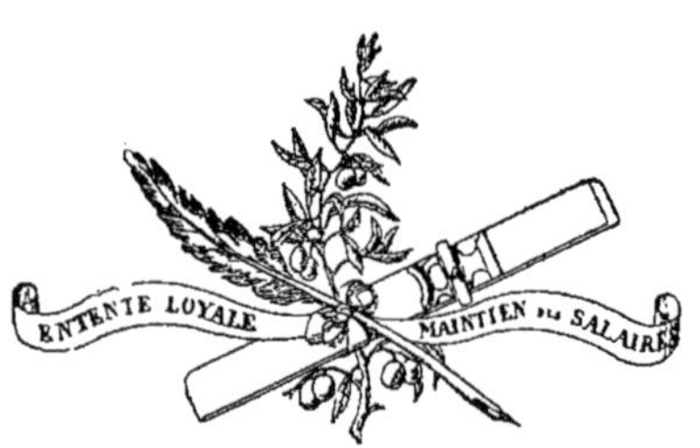

FÉDÉRATION DU LIVRE
TOURS - 92e Section
MARQUE SYNDICALE

Imprimeries réunies du Centre, Tours, 17, rue du Hallebardier.

www.ingramcontent.com/pod-product-compliance
Ingram Content Group UK Ltd.
Pitfield, Milton Keynes, MK11 3LW, UK
UKHW020232220726
13923UKWH00002B/605